U0266946

献给我的两个孩子——杰克与梅格

你们都是我生命中的珍珠

最初的泥丸捏成了最终的人形，

最后的收成便是那最初的种子：

天地开辟时的老文章

写就了天地掩闭时的字句。①

昨日已准备就今日的发狂；

明日的沉默，凯旋，失望：

饮罢！你不知何处来，何故来；

饮罢！你不知何故往，何处往。②

——选自欧玛尔·海亚姆《鲁拜集》

---

① 郭沫若译《鲁拜集》第73首。
② 郭沫若译《鲁拜集》第74首。

自由的囚徒

哈佛医学天才的躁郁世界

[美] 咪咪·贝尔德
[英] 伊芙·克拉克斯顿 /著

诸葛文 /译

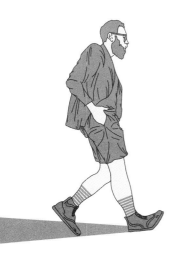

长江出版传媒　湖北科学技术出版社

自由的囚徒：
哈佛医学天才的躁郁世界

图书在版编目（CIP）数据

自由的囚徒：哈佛医学天才的躁郁世界 /（美）咪咪·贝尔德，（英）伊芙·克拉克斯顿著；诸葛文译. -- 武汉：湖北科学技术出版社，2019.2

ISBN 978-7-5706-0339-8

Ⅰ．①自… Ⅱ．①咪… ②伊… ③诸… Ⅲ．①躁狂症－医学心理学②抑郁症－医学心理学 Ⅳ．① R749

中国版本图书馆 CIP 数据核字（2018）第 119732 号

版权登记号图字 17-2018-201

责任编辑：李　佳
封面设计：胡　博　尚世视觉

出版发行：湖北科学技术出版社
　　　　　www.hbstp.com.cn
地　　址：武汉市雄楚大街 268 号出版文化城
　　　　　B 座 13-14 层
电　　话：027-87679468
邮　　编：430070
印　　刷：天津翔远印刷有限公司
邮　　编：100024
印　　张：8.5
字　　数：150 千字
开　　本：1/32
版　　次：2019 年 2 月第 1 版
印　　次：2019 年 2 月第 1 次印刷
定　　价：42.80 元

致读者

多年来，我一直在收集和整理与我的父亲——小佩里·柯萨尔·贝尔德博士（书中简称为佩里·贝尔德）——相关的各种资料。本书便是这些年来我辛勤努力的成果。

本书收录了我父亲自1944年来所撰写的手稿原件、病历节选及其寄出与收到的信件。

需要提醒读者们注意的是，为了增强手稿及其他原始资料的可读性，我们对这些材料进行了编辑。所有改动均是为了保证行文的一致性与准确性。我们修改了原文中的某些用词，而且，为了便于读者理解，也在原文的个别地方增添了一两个词（这些改动均未用括号注明）。

父亲的写作一再因为病情而中断，某些部分的原稿甚至出现了多个版本（还有一些段落与他在韦斯特伯勒州立医院的经历毫无关联）。出于行文简洁的考虑，我们对此类内容进行了提炼或压缩，删节处并未使用省略号。

自始自终，我们都尽可能地保留了原文的语气和语义——有时，由于父亲精神状态不佳，原文的意义不甚明确。我们未对任何人名做出改动；没有虚构任何人物或事件；也没有增添任何一句完整的句子。

我们的目标就是实现我父亲的心愿："以恰当的方式完成这本书。"

前言

1994年的某个春日，当我回到家时，发现门口摆放着一件装有父亲手稿的包裹。那年，我已迈入了人生的第56个年头，而我这一生几乎都在等待来自父亲的只言片语。

1944年，在我即将迎来6周岁生日的时候，父亲突然从我的生活中消失了。母亲拒绝透露他的去向，只说他"病了""走了"。同年，她提出了离婚，并很快再婚，就此翻过与父亲共同谱写的人生篇章。在我的成长历程中，她从未带我去探望过他；家里也没有人再提起过他的名字。

自儿时起，我便从一些转瞬即逝的评论中得知，父亲患有躁郁症①。此后，我只在1959年他过世前夕，匆匆见过他一面。

傍晚的夕阳在我家门前与台阶上的箱子上投下细长的、清晰的影子。几十年来，父亲的手稿一直装在一只旧公文包内，被人遗忘在得克萨斯州某位家庭成员的车库内。直到最近，我才得知它的存在。

我捧起纸箱，小心翼翼地将它抱进屋内。我对父亲佩里·贝尔德所知甚少——我只知道他曾是一位医生，而且于事业巅峰期在波士顿开设了一家成功的诊所。但是，童年时期有关他的记忆对我来说却历历在目：他在办公室里所穿的闪闪发光的白大褂；母亲带我去栗山火车站接他下班时他的模样……

我们已无缘再聚。多年来，子女思念父母时的那种痛苦一直萦绕在我的心头。

我用微微颤抖的手拿起刀，划开纸箱顶部的包装胶带。我翻开盖子，望向盒内，瞥见了最上层的一沓手稿。我谨慎地用拇指与食指捏起其中的一张——就仿佛父亲的话语会张口咬人一般。在打字机盛行的年代，人们常用这些略显透明的乳白色薄纸来制

---

① 躁郁症：躁郁症是躁狂抑郁症的简称，典型症状为情感高涨、思维奔逸及言语动作增多等。

作复写件，父亲用铅笔在这些纸上写满了文字。

我迅速将稿纸放回箱中，并合上盖子。父亲的声音已经沉寂了50年之久，我需要一些时间来鼓足勇气再次倾听。

几天后，我又一次打开纸盒，一沓一沓地将稿纸抽出来。很快，厨房的台面上便垒起了一摞30厘米高的手稿。我试着去读父亲所写的内容，但是，前后页间完全没有联系。细看之后，我发现，手稿的顺序已被打乱了。经过多番寻找，我找到了一个似乎是以粗体写下的标题："地牢中的回响"。

我花了几个月的时间，才将手稿大致按顺序整理好。在这一过程中，我意识到，这其实就是父亲的回忆录。我第一次了解到这些年来他究竟经历了什么——他并未凭空消失（我小时候曾产生过这种猜测），他并未抛弃我们，而是被强制送进了韦斯特伯勒州立医院。在这家位于波士顿郊区的精神病院内，他记录下了自己的经历，这些纸张现在就握在我的手中。

在有效的治疗方式问世之前，父亲一直深受一种严重精神疾病的困扰。而许多年后，现代精神病药物才出现。与当时的数十万精神病患者一样，他也受到了自身疾病和随之而来的耻辱感的双重折磨。他被关进了精神病院，医生建议他的家人尽量忘记他的存在，而我的母亲则全力遵守了这项指令。

收到手稿之后，我开始踏上了一段了解父亲的漫长旅程。我还找到了一些他留下的其他痕迹——书信、发表的论文、病历记录与照片。在这些材料的帮助下，我心目中父亲的形象开始渐渐清晰起来——他既是一位父亲，也是一位作家与科学家，更是一个洞察力非凡的、远远走在时代前列的人。

尽管这本书未能在父亲的有生之年得以出版，但这是他的夙愿。他在离开韦斯特伯勒州立医院后所写的书信中曾解释道：

去年患病期间，我体验了一系列痛苦却多彩的冒险。当时，他们要我记下这些奇异的故事，因此，这部手稿便在绝望之中应运而生。手稿记述了1944年2月20日至7月8日我所经历的各种痛苦与磨难。我用了很长时间，详细描述了相继发生的各种错综复杂的事件，也许，可以借此理清事情的发展顺序，明确在其中起到连接作用的各环节与故事的相对重要性……

我相信，由于亲朋好友们对躁郁症一无所知，患者便被推入了不必要的困境之中。我阅读了大量有关躁郁症的资料，也熬过了5次持续时间很久并且沮丧得想要自杀的抑郁阶段、4次躁郁症急性发作期，以及许多轻度躁狂的日子。我曾亲身体验过各种疗法的滋味：拘束衣、手铐、脚镣、注射副醛、热敷与冰敷、长期浸泡在浴缸之中、囚禁在狭小的空间内，以及人类为躁郁症患者所创造的各种发明。我以病人的身份研究了4家精神病医院所收治的许多其他病人，其中包括1家市立医院与1家州立医院。

最近的痛苦历程促使我无所畏惧地奋笔疾书，我写下了一部可读性很强的作品。生活带来的痛苦与折磨可以升华艺术创造力，并使其呈现出最佳状态。对此，我深信不疑。我相信，你也一定赞同我的观点。

尽管由于疾病的困扰，父亲未能完成这部著作，但是，他的大部分手稿均得以幸存，几经辗转之后，终于来到了我的身边。

目　录

第一部分

地牢中的回响

第一章

当父亲开始提笔记录病情时，他已迈入不惑之年，并被躁郁症困扰了十余年之久。如今，他早已对自己的症状了如指掌——发病时的阵阵抑郁之感叫人仿佛坠入不见半分光亮的深夜，随后升起的危险的快感却又令人心醉神迷。

1944年2月，他再次躲进波士顿丽兹酒店的客房。为了不让自己日益乖僻的行为伤害到家人，一旦觉察到躁狂感在体内蠢蠢欲动，他便会躲进酒店的客房之中。

尽管他告诉母亲，他打算去丽兹酒店继续写作，可他很快便无法继续专心于此了。我和妹妹凯瑟琳留在位于城外栗山的家中，对于身边即将发生的一切浑然不觉。

为何躁狂状态下的幸福感会如此强烈

1944年2月20日清晨，我睡得很沉。可是，仅仅入眠三四个小时后，我便在丽兹酒店的客房中醒来。那股奇怪的躁狂感充斥着胸口。沐浴、剃须、更衣、用餐，随后我便起身前往波士顿中心公园散步。我先是小跑了一段，随后便大步跃过花圃。要是被那些在酒店见过我的人瞧见我眼下的这副模样，他们一定会觉得我的行为有些放纵。我感觉不错，但同时又生出一股焦躁之感来，变得过分狂热、活跃与心焦气躁。步行了大概10分钟后，我拦下一辆出租车，直奔位于栗山的家中。我觉得自己已经被恶魔附身，躁狂感极其强烈。

家中似乎空无一人。我踱至后院，心血来潮地攀上鹿园四周高达3.6米的铁丝围篱。我撒开双腿狂奔起来。来到鹿园中的一块高地后，我在一片林中的空地上见到了鹿群。我想知道自己能否追上鹿群，并捉住其中的一只。我突然开始加速，鹿群见状扭头就跑，只剩一只鹿立在原地摇晃着滑稽的白色小尾巴。片刻之后，它也转身逃走了。

我藏在一块巨石后面。由于鹿群在绕着圈跑，待它们经过巨石的时候，我再次试图超越它们。领头的是一只体格健壮的成年雄鹿，当我突然蹦出来拦住它的去路时，它原本极有可能出于自保而带领鹿群将我撞翻！但这头雄鹿只是领着它们从我身旁绕过，很快就把我远远地甩在身后。

在鹿园游荡了一阵之后，我发现所有的大门均已落锁。于是我翻过围栏，跑进自家厨房。我发现女仆诺娜正伏在桌上哭泣——她一定知道我现在的焦虑不安。我匆匆穿过厨房，踏进餐厅，经过客厅，走出前门。

那天相当寒冷。虽然未穿外套与大衣，但是一路走来我却觉得浑身冒汗。阳光明媚，我抬头望向太阳，并未因为日光强烈而感到目眩。很快，太阳的形状发生了改变——它逐渐从一团有着优美轮廓线的模糊的火球变成了一个围绕着清晰光环的银色圆盘。我将视线从太阳上挪开，转向面前的雪地，发现地上出现了深黄色的光滑斑点。

不久，我来到好友，精神科医生雷金纳德·史密斯威克博士的家中。我穿过草坪，在客厅的窗前止住脚步。在这个周日的早晨，他正一如既往地坐在壁炉旁的扶手椅上钻研某篇科研论文里的表格与文字。我敲敲门，没等多久便推门走了进去。

"早上好，雷。"我说。

"嗨，佩里，"他答道，"坐吧。"

我在沙发上坐下，然后躺了一会儿。我不记得我们都谈了些什么，不过我必须承认，自己当时有些躁狂，而且谈到了自己的力量似乎已经暴涨。说着，我站起身，走到壁炉边，随手拿起一根拨火棍——这件铁器的外面包了一层闪亮的铜皮。

"让我来试验一下，看看能不能把这根拨火棍拧弯或者打个蝴蝶结。"我说。

我开始动手拧拨火棍。

"住手！"雷紧张地尖叫起来，仿佛将会根据即将发生的事情做出一些重大决定一般。也许，应该将他的行为解释成一个极其重要的警告，但是我完全未加留意，而是继续将黄铜拨火棍扭成了两个圆环。

看得出来，雷有些不安。

"可以帮我叫一辆出租车吗？"我问。

他立刻迈步走到电话机旁，替我叫来一辆出租车。

"请送我去丽兹酒店。"我对司机说。

车子驶向丽兹酒店的途中，我觉得，就周日的这个时间段而言，今天的街道似乎显得异常冷清。出租车停在丽兹酒店门前，附近见不到其他车辆的影子。

我的一位秘书夏洛特·理查兹正在大厅远处等候。早些时候，我曾给办公室打电话，请他们派人过来。夏洛特看起来十分紧张。

我们踏进电梯，来到我的房间。壁炉旁也摆了一根造型优美的拨火棍。我拿起它，继续进行掰弯棍子的表演。

"只有我才敢来这里，"夏洛特说，"其他人都很害怕。"

在接下来两小时左右的时间里，我向夏洛特下达了大量指令，喝了许多瓶可口可乐，而且几乎不间断地抽完了一整包双爆珠香烟。服务员拎了好几打可口可乐上来。我相信，可口可乐和双爆珠这种组合进一步加剧了我的兴奋。我的思绪犹如光线般清晰地疾驰向前。我不断地下达指示、开口说话。

为何躁狂状态下的幸福感会如此强烈？也许，人们有本事只关注在过去的经历与当前的问题中那些令人愉快的部分，同时，也可以将所有令人不安的思虑全都拒之门外——思维的过程不仅清晰且合乎逻辑，有力且具有洞察力——只有将所有注意力全都集中在主要事实上，并且忽略那些令人分心的细节，才有可能实现这一点。

也许，躁狂本质上也是生理机能的一部分，代表着长期处于空闲状态的血管床区域突然出现了一阵痉挛性的过度活跃行为；这种释放是从长期的静止状态向一种以易于出现充足的能量流动为特征的状态的转变。

卧室中传来电话铃声——是我的妻子格雷塔打来的电话。

"早上好，佩里。今天感觉如何？"她问。

"还不错，亲爱的，"我答道，"你呢？我正在给夏洛特布置任务。"

"郎博士希望你能给他打个电话。"格雷塔告诉我。

此时，我本该清楚地意识到，自己正处在极其危险的状态之中。我本该抓住这条暗示，郎博士——韦斯特伯勒州立医院院长——的来电表明，我可能会回到那家精神病医院。长期以来，一想到那里，我的心中就会充满痛苦的恐惧。

我的钱包里大约还剩600美元。我本可以打着去买药的旗号迈出房间，设法离开马萨诸塞州。如果当时这样做了，也许我便能少受几个月充满悲伤与绝望的折磨。然而，在残酷命运的捉弄下，我极其不可思议地将所有的谨慎全都抛到了九霄云外。我继续进行之前的工作，完全没有意识到笼罩在头顶的层层乌云。

在我的要求下，夏洛特致电雷金纳德博士，询问他能否替我向麻省总医院申请一间病房，好让我花上几天时间对血液和尿液进行细致的化验。然而，没有空余的病房。

按照我对夏洛特的指示，我开始利用空可乐瓶收集尿液标本，并将它们放置在窗台上的阴凉处。我记得自己当时的尿量相当大，而且尿量似乎会受到思维与情感的影响。一想到愉快的事情，我似乎就能感觉到膀胱充盈。但是，一旦觉得焦虑，尿液便似乎会中断。不知道神经的紧张与松弛是否会影响肾动脉与小动脉的扩张与收缩。

我偶尔会在这些活动的间隙去洗手间，将橄榄油抹在皮肤与头发上。几周以来，我的头发已经变得十分干燥，即便梳理之后，也会不服帖地向四周炸开。这些头发的视觉效果与手感都与稻草无异。自从我拒绝摄入黄油并成功减肥三四个月之后，便开始出现这种状况了。尽管我继续服用含维生素A的鱼肝油胶囊，但它显然无法代替黄油。我确信，自己患上了维生素A缺乏症。

食物送到了。我预定了一份大餐，包含6个鸡蛋、2块牛排和其他食物——即使退一步说，这种行为也极其放纵。夏洛特离开了。

不久，格雷塔带着孩子们来了。她没有坐下，而是打算立刻转身离开。

我们的大女儿咪咪就站在我身旁。

"我想和爸爸待在一起。"她说。

格雷塔立即找了一些借口说服咪咪，并带着孩子们离开了。临走前，格雷塔说，她们要去乡村俱乐部滑冰。

我来到酒吧，又点了一瓶可口可乐。我决定跟着格雷塔去乡村俱乐部，因此便出门寻找出租车。抵达乡村俱乐部后，我走向溜冰场，但是没有见到格雷塔和孩子们，于是又回到俱乐部会所。我走到门口时，她们刚要离开。

"我会回来接你的。"格雷塔说。

"不用麻烦了。"我答道。

格雷塔转身回家了——留下我独自面对一生的悲剧。

我坐在俱乐部会所的大长沙发椅上，望着赛马场与高尔夫球场，又点了一瓶可口可乐。从会所侧面望出去，可以看到参天古木与积雪覆盖的广阔草坪，一派美丽宁静的景色。周围的人很少，我走过去与几位朋友交谈。其中一人拒绝与我喝酒（难道他知道我的精神科医生不许我喝酒吗？），他的举止有些奇怪，后来他便离开了。

我点了一杯马提尼酒，开始细细品尝。此时，其他朋友也陆陆续续加入了进来，其中就包括斯托勒·鲍德温，他友好地走到我身边与我握手。

"你好。"他说。

我起身与他说话。

"我恨你！"我轻声补充道。

斯托勒相当奇怪地看着我。

"太好了。"他说。

我听见有人说斯托勒点了茶，我向他望去，令我吃惊的是，他正坐在壁炉前，面前摆放着一壶茶和三明治，身边亲友环绕。

我仿佛在恍惚中走到斯托勒身边，看着他喝茶。我环顾四周，与一些朋友问好，然后将自己那还剩半杯的马提尼放在他的托盘中，转身离开了。

麻省总医院院长钱宁·富新汉姆博士及其妻子走进房间。

我与富新汉姆夫妇坐下来聊了几分钟。富新汉姆博士邀请我与他们一同品酒进餐。我感到非常荣幸，因为我一直十分钦佩他。

我记得，我们谈到了室内网球——富新汉姆博士曾是该项目的世界冠军。我吹嘘说自己可以击败他（躁郁症患者的过度自信），我希望这些话听起来十分幽默。

有个男孩走过来说门口有人找我，而我对来访者一无所知。我迈出客厅，走下走廊。我认出了便衣警察——他们三人就站在前台的电话机旁。此时折返为时已晚，我走到他们中间，心中的猜测很快便得到了证实：他们是来带我去韦斯特伯勒州立医院的。

我知道自己需要帮助，我绝望地想要逃避重返精神病院的恐惧。我走进俱乐部的电话亭，开始给我的精神科医生朋友们打电话，但是他们都不在家。我的家庭医生波特博士接起了电话，我告诉他即将会发生什么，请求他的帮助。

"这取决于你，孩子。"他说。

这话是什么意思？

我也许可以打电话给律师，但我没有这么做。最后，我拨通了韦斯特伯勒医院院长郎博士的电话。

"我想你最好还是过来。"朗冷淡地说道。

我离开了电话亭。

"不着急，博士。"负责的警察说道。

“请原谅，”我答道，“我想回去和我的朋友富新汉姆博士说几句话。”

我回到客厅，发现富新汉姆夫妇已经去了餐厅。我来到他们的桌前，拉开一把椅子。

“他们要把我送回韦斯特伯勒。”我温柔地说道，但是声音中却透着绝望。

富新汉姆夫人静静地坐着，一言不发，不过她看起来十分紧张。

我走进客厅，发现我在栗山的邻居——海伦·韦伯斯特正与一群客人坐在一起。我走过去，在她身旁坐下，将头枕在她的肩上。我被自己吓了一跳，她的朋友看起来也很惊讶。她立刻站起身，拉住我的胳膊。

海伦和我走到酒吧的入口，在那里站了一会儿。

“你会吻我吗，海伦？”我问。

海伦靠近我，轻轻亲吻了我的脸颊，随后便离开了。

富新汉姆博士、一群俱乐部成员与警察一道走下走廊。

“佩里的所有烦恼都与性有关。”富新汉姆走进酒吧时这样说道。

我环顾周围的众人。突然，三名州警踏入房内，站在人群的边缘。

我背着手站着。便衣警察在我腕间戴上一副手铐，我能感受到他的动作，我没有抗拒。突然间，两名警察在两位俱乐部成员的协助下将我托举到空中。我浑身僵硬，闭上了眼睛。他们在一辆州警巡逻车前将我放下，把我塞进后座。两名州警从两侧挤进来，在我身旁坐下。另两名州警坐进了前排。车子发动了。

　　命运之轮缓缓滚动，些许的幸福与成功已戛然而止，而其他的状况却开始慢慢上演。

　　我被捕了，被捕了，被捕了。

第二章

州警在乡村俱乐部逮捕了我的父亲，并立即将他送往50千米外的韦斯特伯勒州立医院。这不是他第一次"造访"精神病院了。到1944年为止，他已经因为躁郁症发作先后在另外3家医院接受过住院治疗。

此外，前一年他也进过韦斯特伯勒州立医院。每次住院期间，主治医生都会写下详尽的病历记录。因此，当他于1944年2月再度入院时，医生随时都能调取下面这些有关他的生活及病史的记录：

患者生于1903年7月8日，得克萨斯州梅西亚市。由于母亲难产，患者出生时由产钳夹出。早期的发育似乎完全正常。最初，他是一个极具活力、自信并且相当好胜的孩子。他爱咬指甲，害怕犬类，除此之外无法确定是否存在其他神经质特征。

患者6岁开始上学。他似乎一直心智早熟，但是由于精力异常充沛并且过度活跃，他并未在儿童时期特别勤奋地学习。其他人很难让他明白，学习是一项必需完成的任务，因此，他在就读一年级时成绩未能及格，父亲给予了他严厉的惩罚。其中一次，患者在晚上遭到父亲近两个小时的连续殴打。此后，他成了一名好学生。

患者的父亲聪明、专横、强壮、易怒，并且容易受情绪波动的影响。尽管大家都不喜欢他，可他依旧获得了所有人的尊重。患者的父亲曾在年轻时出现过类型不明的精神崩溃——患者的父亲是一位牙医；母亲则被描述为一个敏感稳重、亲切可爱、具有自我牺牲精神的人。

患者10岁时，父亲感觉自己已经摧毁了儿子的自尊心，因此改变策略，开始鼓励他进行反抗并彰显自己。患者迅速成长为一个好强、自立的人，一个天生的领袖。他也开始意识到自己的情绪波动。

高中时，患者曾任班长，并获得了"荣誉毕业生"的称号。1924年，21岁的患者以优等生的身份从得克萨斯大学毕业，并于同年秋天进入哈佛大学医学院。在哈佛求学期间，他从未参加任何社交活动，一心扑在学习上。他睡得很少，大部分时间都在工作。同伴与同学都很羡慕他取得的杰出成就。

他从未低估过自己的能力。本科时，他就已发表了一篇论文，并在大四时开始教授大一新生生理学。1928年，他以最优等的成绩从哈佛大学医学院毕业。他以教师的身份在安阿伯市实习了两年，此后在麻省总医院担任了两年的住院医生。他在这两个岗位上均表现出色。

1931年1月，患者遇见了他的妻子。10个月后，两人结婚。当时，他29岁，她21岁。他将妻子描述为一个天生便具有优秀个性及品格的美丽女子。因为她父亲的抑郁症曾几次发作，患者的妻子起初由于担心自己的孩子也可能会精神失常而不打算生育。除此之外，患者的婚姻生活幸福，性生活和谐。

1932年，他获得了哈佛奖学金的资助，前往费城与约翰·斯托克斯博士一同研究皮肤病。1932年12月，在躁郁症第一次发作之前，他的表现都极其出色。此前，他一直在撰写一篇论文，并将其发送给了波士顿的同事，请他们提出修改意见。同事们建议其进行多处改动，对此，患者感到愤愤不平，他决定撰写一篇短篇小说。

他曾无休止地谈论过这篇久久萦绕在其脑海之中的小说。他在24小时内写完了整个故事大纲。他确信，这个故事一定会获得成功，因此在领到薪水后便将它花了个精光。他认为自己能够治愈各种疾病，除了牛奶外，拒绝吃任何东西。他开始无法入睡，变得极度易怒、危险、好斗。他请求妻子不要以任何方式激怒他。

失眠了整整一周之后，他从费城前往纽约，去商讨小说的出版事宜。他在纽约购买了很多自己并不需要的衣服，并且一反常态地开始搭乘出租车。在纽约时，他遇见了在波士顿结识的医生朋友。对方意识到患者正处于兴奋状态，因此将他送回了费城。

患者被送往费城精神心理疾病医院，接受了为期25天的住院治疗。在此期间，他表现出了极端的精神过度活跃的状态。他语速很快却很清晰，情绪也是如此。他极其健谈，过于活跃。他会做出许多手势，扮一些鬼脸。他会为了查看时钟而爬上家具、跳上钢琴。外出散步时，他坚持要爬上几棵树与一根旗杆。还有一次，他突然力量爆发，举起一张桌子并扔了出去。

起初，他仍然思路清晰。多数时候，他都在谈论自己的论文，只是偶尔会将话题扯得很远，并且往往无法最终完成讨论。几天后，他的注意力变得更加容易分散。他会在解释到一半时突然停下来，然后开始谈论他留意到的墙面上的一些东西。他一遍又一遍地弹奏着同一首钢琴曲，并且说自己正在用这首乐曲诠释自己过去的所作所为。

有时，他会十分易怒，威胁任何妨碍他做自己想做的事情的人。他觉得医院里的很多人都已知道他正在住院，也都想来瞧瞧这位曾取得了众多优秀成果的人。他十分清楚自己的状况，并说他知道自己很"躁狂"。他说，他认为医院是最适合他的地方。有时，他又对此加以否认。他说，自己会在异常兴奋时产生妄想与幻觉，但这些只不过是他处于兴奋与困惑状态时的产物。

入院一周后，医院决定采用阿米妥钠对患者进行麻醉治疗。向其说明情况之后，他立刻表示同意并要求立即进行。静脉注射阿米妥钠半小时后，患者进入睡眠状态，此后便几乎一直处于麻醉状态。在此期间，他偶尔会在昏睡状态下说几句话，不过仍旧显示出了一些躁狂的倾向。患者要求进行鼻饲。

11天后，终止麻醉。在停止给药后，患者处于昏昏欲睡的状态，经常弄混单词，开始变得焦躁不安，并在第二天晚上显得相当聒噪。然而，次日早晨，他却安静了许多，只是有些困惑，情绪依旧不稳定。

一周后，患者病情好转，并在妻子的陪伴下出院。至于他是否仍然稍稍表现出了一些轻度躁狂的症状，仍有待确定，不过认识他的人都表示，他并未再次表现出此类症状，也不像他在明显正常的状态下多次表现出的症状那样。

患者痊愈出院。

诊断：躁郁症，躁狂型。

第三章

驱车一小时后，父亲与州警沿着一条堆满积雪的长长的上坡车道，穿过了通向韦斯特伯勒州立医院的巨大石门，在主行政大楼前停下，这座建于维多利亚时期的宏伟的红砖堡垒位于医院建筑群的中心。韦斯特伯勒州立医院成立于1886年，彼时仍是马萨诸塞州最大的精神病院之一，共收治患者约2000人。

父亲住院的时候，负责运营、管理这家医院的是首席精神科医生及院长沃尔特·郎博士。父亲既不喜欢他，也不尊重他。1944年，美国依旧处于战争之中。在众多男性奔赴海外作战、物资配给制尚未取消的情况下，招收医护人员并维持医院的基本标准并不是一件容易的事。父亲曾希望成为一名军医，但是由于有精神病史，他失去了这项资格。

现在，他正坐在警车后座，在不到一年的时间里，第二次被送进韦斯特伯勒。

我被捕了，被捕了，被捕了

手铐紧紧嵌进我的手腕，很疼，我没有抱怨。但是，当我扭动手腕，试图使自己更舒服一些的时候，手铐却似乎越收越紧。后来我发现，实际上，这些手铐中安装了一种装置，可以使它们在戴手铐的人挣扎时扣得更牢、更紧。

入院后，我便被直接带往楼上收治具有暴力倾向的患者所在病区内的一个小单间。我坐在床边，一名警官刚刚解开我腕上的手铐，钥匙还插在上面。我摆弄着在左手手腕上晃来晃去的手铐，按照一名警官的建议，我摘下手铐，将其递还给他。

州警走出房间，只留下三名护理员，他们指示我脱下衣服。脱掉衣服之后，重回精神病医院的这个现实再次重重掠过我的心头。这段经历对个人尊严所造成的损害不可估量，它会让人失去自制力，失去自尊。我一件件地褪尽身上的衣衫，一件件地扔给护理员。放在背心口袋里的手表就这样在空中划过一道抛物线，而护理员动作灵活地接住背心，它也得以逃过被摔破的命运。

脱光衣服之后，你就会经历在陌生人面前赤身裸体的尴尬时刻。医院提供的浅褐色病号服只能部分缓解这种尴尬之感：不合身的白色棉质内衣、长长的紧身裤腿、老旧的拖鞋，以及褪了色的破旧棉质浴袍。这类内衣与长袍都会缩水，因此，穿上它们的人会显得极其滑稽。换完衣服后照一照镜子，心中还存有勇气与幽默的人也许会放声大笑。但是，我从来就不觉得打扮得如同小丑一般究竟有什么可笑之处。

护理员全都离开了房间。他们从外面突兀地锁上门，将我独自一人留了下来。四周一片寂静，屋里的东西一览无余。我站在一间大约长4.5米、宽3米、高3.6米的小房间内。除了一张床外，房内空无一物。瓷砖地面上绘着独特的黑白图案。两侧的墙壁均被拦腰绘制的一条黑线一分为二，上半部分呈现黄色，而下半部分则涂成了棕色。

我的思绪只在周围的环境上停留了一会儿。此刻，一个令人无法忍受的事实占据了我绝大部分的意识：我再次回到了韦斯特伯勒，也许还会在这里待上很久。多日后，外面的消息才能传进来。我难免要遭受那些愚蠢的常规精神病治疗手段的折磨——再次经历之前已经多次面对的东西：被毫无意义地拘禁在一家医院之中，那里的野蛮治疗传承自黑暗与无知的文化。我似乎不太可能愚蠢到冒险陷入那个已经多次刺痛灵魂与心灵的窘境之中，不太可能再次令我的精神遭受由孤独、绝望、懒散、污秽、庸医无知的要求、谎言与欺骗、长期缺乏工作的强大力量、隔离在一切习惯环境之外及耻辱所带来的破坏。

我关灯上床。我睡着了，但几个小时之后便又精神振奋地醒来。门突然打开，三位护理员走进房间。

"跟我们来。"其中一人说道。

我既未争辩也未反抗，默默跟在他们身后走出房间。我们来到走廊尽头，转向右手边的另一条走廊，向着这幢建筑的后面走去。我们穿过了淋浴房，那里有一位紧紧裹在拘束衣中的痴呆患者。一年前，他夜间的嚎叫曾让我在晚上不得安宁。我们经过的时候，他抬起头伸长脖子张望的样子看起来极其可怜且悲惨。他常常会有节奏地前后晃动脑袋，那凌乱的金发、蓝色的眼睛与坑坑洼洼且布满疤痕的圆脸让人看过之后觉得心酸又恐怖。这一幕会永远印在你的心间。

继续走进隔壁的房间，他们勒令我在那里脱去衣物。我静静地照做了。有人递来一件拘束衣，要求我将胳膊伸进由结实的长方形布料拼成的袖子中。随后，我按照他们的指示，在窗户旁的一张床上躺下。除了这张床，房间里空无一物。我一言不发地一一照做，但是，愤慨与深深的绝望却在不断加深。这套拘束衣由帆布和飘荡在衣服边缘结实的成对的帆布带构成。这些带子被牢牢绑在床的四边以及床脚上，16或18对此类帆布带就像是一些固定在床上的有力的船锚，只给我的身体留下些许活动的空间。

护理员离开房间，将我一人留在亮着灯的房间中。这样，他们就能在隔壁配有浴缸的房间中透过那扇大窗户观察我的一举一动。我静静地躺了一会儿，尽量适应这种近乎野蛮的新待遇。我作为一位知名执业医师的尊严似乎遭到了公然的侵犯，我觉得自己备受侮辱，一股沮丧之情席卷而来。

我试着将这套拘束衣想象成是一场心理测试——要想尽快离开这里就必须通过这项测试。我想起了以前在胡迪尼[①]的生平介绍

_____

① 哈里·胡迪尼，匈牙利裔美国魔术师，享誉国际的脱逃艺术家，能不可思议地从绳索、脚镣及手铐中脱困，同时也是以魔术方法戳穿所谓"通灵术"的反伪科学先驱。

中读到过的一些逃脱术。我记得，他能够用脚趾解开绳结，因此，我也开始进行练习。我在相对较短的时间内学会了利用大脚趾及第二根脚趾解开绳结的技巧，我有条不紊地缓慢解开一个个绳结，很快就要自由了。

正当我准备翻身、完全挣脱拘束衣束缚的时候，三位护理员再次进入房间，将我绑得更加严实，几乎没有给我留下多少活动空间。三人很快离开，待他们消失在视线之外，我再次着手为自己松绑。由于活动空间极其有限，这次任务的难度明显加大了。

如果想从专家级的拘束衣中挣脱出来，首先必须解放脚踝，并去除垫在脑袋后面的枕头。在如英雄一般将头偏转超过90度后，便勉强可以用牙齿咬住枕套，将其缓缓拉向外侧。待将枕头拽至一定位置之后，就能咬得更紧。颈部前伸——同时反方向甩头——就有可能快速抽出枕头。然后，以更为缓慢的动作，将枕头从床上推落至地面。

移开枕头后，头部所处的位置将比原先更低，颈部就能从拘束衣的开口处下压，并有可能触及床面。这样一来，脚踝便能获得足够的活动空间，从而从束缚中挣脱出来。在把脚向下压的过程中，捆绑的床单间会出现些许空隙，此时，上下左右晃动双脚，脚腕上的绳结就能解开。

将膝盖从横向束缚物中挣脱出来之后，下一步就是尽可能解开所有够得到的绳结。只要获得了一定程度的行动自由，便能将脚跟塞进拘束衣边缘的用以系帆布绳的铁杆之间，用力下压脚跟，就能松开部分绳结。

床头附近的绳结可以用牙齿咬开，不过，这一招也有不奏效的时候。有时，弯曲手肘也许能使接缝处崩裂，从而使一只或两只手臂从衣袖中挣脱出来。如果能用牙齿、手或脚解开位于任一肩部的绳结，就能通过扭和转等一系列复杂动作解除颈部的束缚，这些与婴儿在通过产道时进行的头部运动类似。这样，便有可能从拘束衣的领口或侧面某处爬出来。

根据拘束衣束带捆绑方式的不同，从里面钻出来的方式也各有不同。对此一一进行尝试，是一件有趣且吸引人的研究工作——几乎每一种拘束衣的捆绑方式都是一项新的课题。

我很快就凭着耐心与毅力获得了自由。更多护理员涌了进来，更加勤勉地将我绑在床上。除了帆布绳结之外，他们还在我的胸部、手腕与腿上又紧紧绑了一层厚重的床单布，进一步限制我的活动空间。我的双脚被类似的东西紧紧勒在一起，随后再与床脚系在一起。之后，房间里又只剩下我一个人，而我也再次行动起来，最终松开了脚上的束缚，将身子歪向一侧，曲起膝盖，把腿挪到捆绑得相当结实的水平束缚物上。侧身躺着的时候，我可以解开绳结，慢慢将自己挣脱出来。

我不断地挣脱捆绑，而护理员每隔一段时间便会进来，用越来越复杂、越来越巧妙的方法将我重新绑在床上。尽管我给他们制造了一堆麻烦，他们却似乎依旧脾气极好——他们只不过是在对我进行某种心理测验罢了，我的信念因此变得更加坚定。其中一人——显然是一位负责人——在协助其他人捆绑我的时候，与我聊起了叔本华及其他一些哲学家。

长夜漫漫，我开始喜欢上了这种逃脱束缚的游戏，并对自己的表现越来越满意。我相信，即便胡迪尼本人也处于类似的状况之下（没有藏起来的锉刀、剪刀或刀子），我的表现也绝对不会输给他。

黎明终于降临，我整晚都没有合眼。白班护理员换下夜班护理员——一群相当正派的人。医院中的一位理疗师蒂尼·海耶斯与另一位病人带我去如厕。经过不断的挣扎，我身上的拘束衣系带处已经基本松开。赤脚踩在冰冷的水泥地面上时，一股寒意窜遍全身，沮丧感随之而来。蒂尼与那位病人将我夹在中间，一路将我带至隔壁的洗手间。

到了厕所之后，蒂尼抓住拘束衣上的一根皮带，将我转了过来。

"坐下。"他用响亮、高傲的声音说道。

我回过头稳住自己，随后坐在一个没有任何保护措施的、潮湿而冰冷的搪瓷马桶上。

粗糙的马桶座圈边缘似乎嵌进了肉里，扼杀了任何想要解决内急的念头。

"快点！"与另一位病人一同站在我身侧的蒂尼大声喊道。

这种情况令人蒙羞，叫人生厌。我带着一种无能为力的感觉站起身来，走回床边。愤怒袭上心头，我突然扭动身体，几乎要从他们中间挣脱出去，但是蒂尼抓住了我的拘束衣——我的胳膊还紧紧套在袖子里——将我向后猛地一拉。他从背后抓住我，用前臂锁住我的喉咙，窒息感与疼痛一起涌来。

他将我拖到床边，扭过我的脖子，将我扔到床上。当他坐下来再次用皮带将我扣住的时候，我抬起右手肘撞向他的左胳膊。

他转过身，在我左侧的脸颊上狠狠扇了一巴掌。接着，他凭借自己的专业技能将我绑在了床上。

他一离开房间，我便开始挣扎着想要挣脱束缚。我受不了这些拘束衣，我抑制不住这种想要抗拒的念头。在宾夕法尼亚医院住院期间，一位护理员告诉我，他已经连续观察我几天了。他说，无论意识清醒也好，处于麻醉状态也罢，他从未见我停止过挣脱这些束缚。

经过约两个小时的努力，我终于完全获得了自由，赤身裸体地走出房间，踩在裸露的水泥地上。这是12小时以来，我第一次挣脱所有的束缚。随后，我抓住一个悬挂用以分隔病区的窗帘的钢架。白班护士德莱尼女士推门进来的时候，我正试图用它撬开钢制窗架逃出去。

我站在那里，一丝不挂。

"贝尔德博士，你为什么要这样做！"她惊叫道。

"很抱歉，我很想配合，可是我的身体似乎不肯让我屈服于这类治疗。"我解释道，"我的肌肉似乎会不由自主地抗拒这些约束。"

她关上门，几分钟后带着内衣、浴袍与拖鞋回到这里。她要求我淋浴后穿上这些粗布衣物。我回到房间，被锁在了里面。

对于那晚及次日早晨所发生的事情，我记忆犹新。离开接受约束治疗的房间时，记忆似乎依旧十分清晰。但是，踏进走廊之后，监禁的感觉再次攫住了我。记忆中，事情发生的先后顺序开始变得模糊起来。一幕幕不可磨灭的生动场景在我的脑海中反复上演。

回房后不久，医院便开始对我实施一种被称为"持续约束"的治疗方式。我不记得自己做出过任何暴力的或不合作的行为。

后来，病房中的护士告诉我，我给予了他们极为理想的配合。然而，出于某种我至今依旧不清楚的原因，我遭受了我能在现代社会中所想象到的最令人精疲力竭、最痛苦也最野蛮的治疗。

第四章

韦斯特伯勒州立医院，1944年

———

患者极其兴奋。他处于过分健谈与过度活跃的状态。需要对他进行约束治疗，抑制他的活力与强大的力量，但很困难。他扯坏了许多约束带。

"持续约束"的过程，就是交替使用拘束衣与冰敷的过程。

"脱掉衣服！"蒂尼喊道。

我照做了。

"在这张床上躺下！"他再次喊道，其实，他完全没有必要发出那种充满仇恨的粗暴声音。

我照做了。

随后，被在冰水中浸泡过的床单紧紧裹住身体的痛苦经历再度降临。这些床单被叠成不同图案，铺在橡胶床垫上。床单给脊柱造成的最初影响纯粹就是痛苦。当冰冷的床单裹在身上时，与它们的每次接触都会带来彻骨的寒意与持续的不适。首先，它们会将你的双臂紧紧绑在身侧。随后，层层床单裹住肩膀、躯体与双腿，创造出一个几乎没有任何活动空间的陷阱。各个关键连接处都被人用大号安全别针进行了加固——包裹埃及木乃伊的过程绝对与之类似——这是一种极其粗野的行为。

完全无法动弹的感觉极不舒服，而且十分骇人。即便是正常人，要是被人紧紧抱住的话也会觉得极为不适。对此，躁郁症患者——思想与活动都具有持续过度活跃倾向的人——的痛苦程度几倍于常人。

这种痛苦并不仅仅是由行动受限造成的。裹完床单、扣好安全别针之后，他们还会进一步用横向绷带将你捆绑起来——绕过胸部、臀部和腿部。这些绷带绕过身体，从床两侧的钢条下穿过，又绕回到身体上。随后，分立在床两侧的两个人还会合力抽紧绷带。

例如，站在右侧的护理员会用膝盖抵住你的右肩，一边向上猛拉交叉绷带，一边用力向下猛压你的肩膀。绷带穿过病床侧面的栏杆，将床单压得极紧。随后，这位护理员会紧紧拽住手中的绷带，而另一侧的护理员则开始重复这一过程。两人多次交替重复这一过程。绷带末端用有力的大号安全别针固定在胸前，随后，两人在你的胸部与腿部再次重复这一过程。最后，他们会为你盖上一两条毛毯与一张床单，并且在你的脑袋下面塞上一个枕头。

所有人都退出房间，锁上门，突然袭来的寒意在全身激起一波波的寒战。不久，深入骨髓的寒意便开始退去，身体渐渐发热。体温很快便捂热了潮湿的床单，而温暖的毯子又能防止热量散发。很快，你就会感到身体开始犹如发烧般发烫。强烈的焦躁之感顿时袭来。

冰敷疗程开始时，小腿肌肉就会感到很不舒服，不论怎样改变姿势都无法完全缓解这种不适，而上下活动脚趾可以减轻这种感觉。由于床单的隔热作用、居高不下的体温及剧烈的运动，人会大量流汗，因此会造成盐分流失与肌肉痉挛（高温条件下进行作业的工人也会出现此类症状）。就我而言，发生痉挛的部位主要是小腿肌肉。起初，这种感觉极不舒服；后来，痉挛状况逐渐加剧，并且带来了持续的痛苦。

裹在冰敷包中时，患者必须将尿液与粪便排泄在包内——一项极度可憎的规定。一般情况下，我总能忍住便意，但是如果膀胱肿胀地发疼，就不得不排尿。有一次，膀胱括约肌似乎在我心烦意乱的时候发生了痉挛，我无法在卧位时放松并打开它。两三个小时之后，由于膀胱肿胀，疼痛感不断加剧。我再三请求他们解开冰敷，让我排尿，但是，德莱尼女士只是让我将尿液排在冰敷包中。他们向我解释说，在冰敷包中排尿可以令多数患者产生快感。

从冰敷包中挣脱出来并不容易，但也不是不可能，我就曾多次通过扭动的方式挣脱出了冰敷包。在这一过程中，过高的体温最令人难受。由于身体被重重的隔热材料紧紧包裹，人又在奋力挣扎，体内的热量会迅速积聚。首先会感觉到异常口渴，随后口干舌燥的感觉会变得几乎难以忍受。有时，如果你的叫喊声够大，护士会送水过来。但是通常情况下，等待的过程似乎永无止尽。

在冰敷包中挣扎了几小时之后，人会由于水分与盐分的流失、持续的痛苦、浑身沾满自己尿液所带来的恶心感及极度的口渴而感到虚弱无力。没有亲历过这一切的人，永远也想象不出这种痛苦。我确定，除了失去意识的那几分钟之外，多数时候我都十分清醒。在无意识的状态下，我会产生一种自己已经沉睡了几个月甚至几年的怪异妄想。

我记得有很多次，我在猛然惊醒后发现自己一身冷汗。额头、鼻尖与两颊冒出大滴大滴的汗水，顺着脸和脖子往下流淌。我觉得，突然冒出阵阵冷汗并且经常陷入无意识的状态，这说明人体已经进入了极其危险的严重疲惫阶段。

通常几个小时之后，我便虚弱得几乎连起床的力气都没有了。有时，一位护理员会用手托住我的脑袋，扶着我坐起来。当我试着站起身时，往往会发现腿部的肌肉痉挛十分严重，而且身体其他部分的肌肉也极其虚弱，根本无力完成起身的动作。

我弯着腰、曲着膝盖，在护理员的搀扶下半爬半走地前往卫生间。接下来我能够享受的特权就是坐在马桶上。这些马桶有时十分干净，有时却沾满了大小便。如厕完毕，洗净脸手之后，我便被送回房间。不等我从虚弱、痉挛、疲倦及厌恶中恢复过来，便立即被套上一件拘束衣——刚刚熬过冰敷包的痛苦，拘束衣所带来的另一种痛苦便接踵而至。

这种折磨往往会持续几个昼夜，我的身心会自发地进行无休止的粗暴反抗。尽管已经极度疲惫，除了我自认的短暂的无意识状态之外，我依旧无法入睡。除非处于约束状态，否则他们便不允许我进食。通常，德莱尼女士或伯恩斯先生负责给我喂食——偶尔也会是蒂尼·海耶斯。在喂食的过程中，伯恩斯先生比德莱尼夫人与蒂尼·海耶斯都要体贴。蒂尼往往很野蛮；德莱尼夫人稍好一些。

早餐是一碗只加了一些牛奶，没有放奶油或糖的稀稀的热麦片粥。不等你咽下这一口，下一勺满满的稀粥已经再次塞进你的嘴里。如果不迅速张嘴，吞下送到嘴边的食物，它们多半就会像一股股令人厌恶的小溪流般流下脸颊，钻进衣领，一路向下溜进冰敷包或是拘束衣中。

有一次，在被蒂尼喂了两三勺麦片之后，我的嘴里已经塞得满满当当，再也装不下任何东西了。蒂尼继续将勺子伸向我的时候，我将脸扭向一旁。

"不想吃早饭吗？"蒂尼用一贯低沉并且带着侮辱意味的声音问道。

"哦，不用这么麻烦地喂我！"我答道，尽管我的胃中空空如也。

"我们就需要知道你是不是想吃东西。"蒂尼带着早餐离开了房间。

他没有回来。

还有一次，由德莱尼太太负责在周日晚上喂我吃饭。由于她喂得太快，我既无法享受美食，也不能将它们迅速咽下喉咙。我开始呕吐起来。

因此，多数时候，除了口渴、痉挛、孤独、监禁、约束带来的巨大痛苦及州立医院精神科医师突发奇想设计出的折磨之外，我还需要忍受饥饿的侵袭。

经历了几天此类的折磨之后，蒂尼·海耶斯、伯恩斯先生、一位身强力壮的护理员及一位病人来到我的房间。他们替我从床上松绑，将仍旧套着拘束衣的我带往——半带半拽地带往——洗手间。我觉得尤其生气，甚至心中充满了仇恨。回到房间后，他们脱掉我的拘束衣，等待我的又是一个冰敷包。

我被逼入了绝境。

"我觉得我已经受够了这些东西。"我说。

怨恨掠过心头。我攥紧拳头，决定开始反抗，而不是继续忍受这种痛苦。很快，我转向这群人，体内因为愤怒而血液沸腾，我的眼神间流露出了突然之间的情绪变化。我迅速向前发起有力的进攻，四个人脸色苍白地向后退去，脸上流露出惊讶与真正的恐惧——我没有挥出一拳便已赢得了精神上的胜利。

我垂下双手。

"好吧，我会再次接受冰敷治疗。"我说。

我在冰冷潮湿的床单上躺下，四个人小心翼翼地走回来。两人站在我的左侧，蒂尼·海耶斯站在我的右肩处，伯恩斯先生则站在我的右脚边。他们抬高我的头。突然，我见到一个长长的黑色圆形物体冲着我的头部落下。惊讶之余，我居然完全没有打算躲闪，尽管我完全可以自由地移动头部，但当它击中我右侧额头的时候，我丝毫未动。

这一击很痛。伯恩斯先生收回这个黑色物体时，它的中间部分似乎凹进去了一块。起初，我还以为那是一段铅管，但是后来才知道，伯恩斯先生会在口袋中装上一段用以对付患者的沉沉的橡胶管。他打在我的额头上的那一下造成了我右侧额角擦伤、肿胀，十分疼痛。并且，我的一条大静脉受损，明显向外爆出，造成了静脉曲张。酸痛持续了两三周，伤口一个月后才得以愈合。

8个月后，静脉已经恢复正常，医院的精神科医生博伊德博士在检查完我的伤口之后一言未发。

入院两三周后的一个周日，上午十点左右，他们告诉我，有人正赶来探视我。我躺在冰敷包中：寒冷、饥饿、疲倦、虚弱。大约十分钟后，走廊里传来脚步声，我透过半开的房门看到了格雷塔以及我们的家庭医生波特博士，他们走进房间与我打招呼。格雷塔吻了我，我们开始交谈。波特博士与格雷塔都穿着冬装。房间里一片冰冷，室外白雪皑皑，寒风凛冽。

"你想离婚吗？"格雷塔问我。

我觉得，对于一个据说正在生病的人来说，这个问题显得极其严重。我想了几秒钟。

"想。"我答道。波特博士立即谈起了应该如何离婚，并将"残忍与虐待"作为走离婚程序的权宜之计。随后，我们又谈了一些其他话题。

我开始提起自己所遭受的毫无人性的治疗。

"嗯，格雷塔，我想我们该走了。"波特博士说。

这句话给了我一种更加强烈的孤军奋战的感觉。朋友也好，亲人也罢，谁都不会向我伸出援助之手。

波特博士问我，是否需要给我和格雷塔留点私人空间，好让我们单独谈谈。起初，我谢绝了他的好意，但是转念一想，我又请求他让我们单独谈谈。他转身走到门外，开始与伯恩斯先生聊起天来。

"我会很想你的！"我对格雷塔说。随即，泪水涌出眼眶，大颗大颗地从我的脸颊上滚落。格雷塔也泣不成声。她俯身吻我的时候，眼泪滴落在我的眼睑与脸颊上。

几分钟后，波特博士便返回了房间。见我们都在落泪，他似乎显得有些心烦。与我匆匆道别之后，他们便离开了，探视的时间非常短暂。

晚餐时，我感到异常饥饿，寂寞、忧郁、沮丧、寒冷和疲惫同时涌上心头。今天的晚餐是满满一大盘食物——这顿周日大餐里还有散发着可口香气的鸡肉，就放在近旁的一张桌子上。护理员送完餐后，便离开了整整45分钟，我只能眼睁睁地看着周日大餐渐渐变冷。让饭菜香唤起我的食欲，却将我晾在一边不给我喂食，应该是对我的一种惩罚。

不过，一个小时之后，护理员返回房间喂我吃饭，我没再抱怨。

接下来的一天里，我静静地躺在冰敷包里一动不动，只有在小腿肌肉痉挛时，才会挪动身体稍事缓解。我犹如一具尸体般躺在那里，没有要求喝水，也没有提出任何要求。我没有试图挣脱冰敷包的束缚，安静地臣服于这种治疗似乎才是明智之举。晚上七点左右，他们终于解开了我身上的冰敷包，但旋即又给我套上了拘束衣。

我一言不发，尽力配合。

第五章

无边无际的神游，没有目的，没有方向

那段被约束的日子是我人生中最黑暗的时期。我无法想象，若是跌入挫折与绝望的最低谷又将会是一番怎样的景象。那时我就知道——现在也很清楚——我开始变得神志不清，此前我从未出现过这种状态，这完全是他们所采用的苛刻的治疗手段造成的——我敢打包票。

在我的意识游离在现实世界之外的那段时间，我经历了一些之前从未体验过的事情。当我被紧紧包裹起来躺在那里的时候，已经完全没有了时间与季节的概念，仿佛千百年的时光已经从身边流转而过。我想象着自己已被赋予了永生的神奇力量，这些力量甚至能够影响到靠近我的人们。护士与护理员似乎一天天变得年轻起来。但是，我确定自己的亲戚朋友早已不在人世，我再也没有机会见到他们。

无边无际的神游，没有目的，没有方向。我一定是通过潜意识中进化树的每一个分支穿越了时光，梦境与思想全都集中在了人类的起源、灵魂及永生的本质上。我看见千百年前，一只老虎般的生物挥舞着银翅，从一颗遥远的星球迁至地球。这种假想生物看起来就像是长着银色皮毛与银色翅膀的剑齿虎，并且被视作是人类的远祖。我能看到它们伸着舌头，露出饥饿与愤怒的表情，这正是它们追踪猎物时的模样。它们扑倒体型较小的猎物，贪婪地噬食猎物的尸体，吸干猎物的血液。

梦中的剑齿虎逐渐开始直立行走，头部及身体其他部位的形状在重力的作用下慢慢发生改变，进化成了野蛮的原始人类。这些人骑在高大健壮的、长着长长的鬃毛的马儿上疾驰。这些远古的骑手们没有使用马鞍与缰绳，而是用腿夹住马腹，以手攥住马鬃，人与马仿佛已融为一体。

马鬃长达30至45厘米，细且透明，而且还带有磁场。磁力向四面辐射，能够影响周边几码远的范围。电磁波似乎被一缕缕阳光拦腰切断，骏马迎着阳光奔跑，就像是驰骋在道道铁轨之上。我能看到成千上万的骑手驾马在地球各地穿梭，奔向遥远的火星和宇宙的其他地方。这些梦境是如此真实，我甚至认为这就是原始地球状态的真实反映。它们在人类广阔的潜意识中留下了印记，因而在某些状态下，这些记忆会在我们的脑海中闪现。

我梦见过灵魂——那是一种有些形似人体的磁场，不过它的形体比人更大。磁场众多，无处不在，人类似乎根本离不开它们。自孩子在母亲的子宫内初具雏形时起，灵魂便会依附在肉体之上。另一些灵魂则会飘荡至遥远的星球，寻找新的存在形式。如果以这种方式来理解，灵魂与永生似乎就能被人类所理解。此类永生的灵魂具备视力与听力，能够进行思考，但是却无法被我们所感知。这就很容易解释，为何逝去亲人的灵魂不会回来寻找我们。

在我的梦中，这些灵魂回来寻找自己的亲人，可是亲人们却无法见到或感觉到它们的存在。然而，它们并未因此而沮丧，相反，它们从此摆脱了一切尘世的生活。它们冲上云霄，在日光与月光下嬉戏，在宇宙中永远游荡，寻找永恒的伴侣。另一些灵魂选择通过新生儿获得重生。在这些与灵魂和永生有关的梦境中，我找到了许多快乐与慰藉。

我的思绪围绕着世界事务打转：战争与和平，以及美国该如何应对苏联、日本与德国。我一定曾经滔滔不绝地谈论过美国与这些国家有关的想法。我设想过，举办一场和平会谈，以基督教的方式对待德国和日本。让这些国家选择自己的领导人，让它们免受屈辱，远离贫穷，通过影响深远的教育体系而非单纯依靠武力来确保和平。

具有破坏性的某些门类的科技的发展是否会导致人类彻底毁灭彼此？我们不得而知，可是，我们很容易便能想象出战争的恐怖，以及炸弹机器人为这种未来所作出的"贡献"。

我常在夜半时分独自一人在房内大声讲述这些想法，幻想着借助基督教的宣传来赢得这场战争的胜利，也许还可以利用飞机在空中书写标语，从而代替散发传单的方式，让德国与日本的普通民众能够了解这一切。也许，在将来我们还能让俄国人明白这些。我想象着在不久的将来，飞机能在音乐、雷声及其他音效的配合下，在夜空中用各种闪烁的色彩书写下我们想要传达的思想。

接下来的几天里，我一直躺在约束之中，纹丝不动，从不提出任何要求，只是默默地配合治疗。一些病人来到我的窗前嘲笑我，试图诱使我挣脱约束。我没有理会他们，只是闭眼躺着，几乎没怎么入眠。三四天后，我身上的约束逐渐减少，最终完全消失。

随着桌椅被搬进房间，我的生活总算稍稍有一丝正常了。秘书送进来几盒削好的铅笔和一些纸，院方又给了我一些纸张。我开始撰写这个故事，描述我的经历、我的梦境及我的想法。

随后，在住进韦斯特伯勒三四周之后的一个周五，院方通知我有访客前来。我立即去洗手间用冷水洗脸、收拾自己、梳理头发。我依旧穿着医院所发的烟灰色及膝内衣与土褐色的浴袍，趿拉着拖鞋。奔进浴室之前，我看见格雷塔与米恩斯博士——我的朋友及我在哈佛大学医学院求学时的辅导员——正沿着大厅走过来。

等我回来时，他们已经在房里等候了。他们的问候温暖且友善。我亲吻了格雷塔，然后大家坐下来聊天。我的精神状态还不错，只是稍有一些躁狂而已。不过我刚刚喝了一杯咖啡，因此禁不住开始侃侃而谈起来。我把自己最近写的信读给他们听，然后将它们交给格雷塔，请她代为邮寄。我的话太多了。

见我穿着病号服，格雷塔似乎有些不安。

"整个治疗计划极端残酷，不过我不介意。"我告诉他们，"我写信向律师投诉，因为我觉得这样做才合乎逻辑——不过，我其实完全不介意。"

格雷塔开始哭泣。

"他很有风度。"她说。

接着便聊到了离婚的事情。关于此事，我们谈得十分详细。我叙述了一遍导致我陷入狂躁、抑郁循环的一系列事件——追溯到了发病最初，即病情最为严重的那些时候。

我看见米恩斯博士的眼里噙着泪水。

护理员伯恩斯先生来到门口，我将他介绍给二人。

"你现在已经平静下来了，"米恩斯博士说，"你的主要问题就是得罪了博伊德博士。现在，主要是他在批评你。"

博伊博士是我在韦斯特伯勒的精神科医生。后来，我在提及自己所接受的苛刻的治疗方法时说道："我觉得博伊德医生也该亲身体验一下这些疗法。只有这样，他才能在开出处方时知道自己正在做些什么。"

"很合理。"米恩斯医生说。

探视很快就结束了。

当我陪着格雷塔与米恩斯医生一同走过大厅时，我搂住了格雷塔的肩膀，她也用手环住我的腰。经过护士办公室时，米恩斯医生为伯恩斯先生说了一个笑话，给我们夫妻俩创造了独处的机会。站在那里时，格雷塔似乎仍旧像是一个小孩，环在我腰上的手臂是如此娇小、纤美。

我转身对她说道："我永远需要你陪我参加聚会，并且给予我帮助。"

她看着我笑了。米恩斯先生与我握手之后，率先走出门去。

迈出大门之前，格雷塔转身与我接吻。泪水滑过她的脸颊。离开时，我可以看到她脸上流露出深深的伤痛。后来听伯恩斯先生说，她一路哭着走下了楼梯。

格雷塔与米恩斯医生的探视结束之后，在大约六周的时间内，没有任何人来探望我。这段时间的周六与周日似乎显得特别漫长，因为在这两天探视其他病人的访客络绎不绝。通常，周日的时候，护士或护理员都会说："贝尔德博士，今天一定会有人来看你。"很快我就知道了，只要他们说起这句话，那天便不会有任何人来探视我。如果真的有人来探望，他们就会说："几分钟后你就能见到他们了，他们已经在路上了。"

也许，格雷塔是因为担心见到我之后会心烦意乱，所以没有出现。也许，院方禁止其他人来探视我。没人探视的感觉极其痛苦，那是你所能想象到的最孤独（或绝望）的感受。

第六章

我尽可能四处求助，但是却没有找到任何愿意帮助我的人

约束治疗结束之后，我便开始疯狂地给亲朋好友写信。医院只允许我们每周寄两封信，于是，我在寄给格雷塔的那封信里塞了很多封信，并请她代为转寄。尽管之前从未做过此事，但格雷塔还是将我的信件几乎都寄了出去。

我给自己在波士顿内科医生圈中的好友写了几封信，描述了韦斯特伯勒的状况。可是他们既不感兴趣，也毫无同情心。

有人写道："尽早与韦斯特伯勒合作，这样我们才能尽早见到你。"

还有人认为，我之所以受到护理员的虐待，也许是因为我自己对待他们态度的恶劣。

我曾多次写信给鲍勃·弗莱明。自从我之前的精神科医生蒂尔索森博士放弃了对我的治疗之后，这位精神科医生便接手了对我的治疗。由于我被无情地扔在韦斯特伯勒的一间牢房里，我无法与鲍勃进行任何交流。我给他写了几封信，但全都如石沉大海一般。我请他放弃对我的诊疗，除非他愿意真正采取行动，帮助我走出困境。

我写信给我的律师，请他代为咨询我在波士顿精神科医生界的其他朋友，看看是否有人愿意接手。

我也亲自给以下几位精神科医生寄去了信件：唐纳德·麦克弗森博士与科尔切·卡弗博士。科尔切在回信中写道："我愿意成为你的朋友，而不是你的精神科医生。"

我的律师就几件事情与唐纳德·麦克弗森博士进行了磋商。唐纳德答应来见我，并且在第八周或九周结束的时候来到了韦斯特伯勒。

我写信给密友保罗·钱德勒，请他来看望我。他答应了，但却从未现身。

我写信给本·拉格博士，询问他是否愿意担任我的主治医生。

他回答说，不为亲密的朋友治疗是他的原则。

我尽可能四处求助，但是却没有找到任何愿意帮助我的人。

我向上帝祈祷，将来我还能记得，一旦越过正常生活的界限，踏入精神病医院之后，一道比砖石更厚的墙壁———一道由偏见和迷信筑成的墙壁便已将亲朋好友们隔绝在外。希望有一天，精神病院能够成为精神病患者的避难所，也希望他们可以通过明智、温柔的护理方式帮助患者康复。

但是，我所了解的现代精神病医院，就是贝德莱姆①这类古代监狱的直系后裔。我觉得它们是在伤害而非帮助精神病患者。精神病患们在州立与市立精神病医院中所遭受的残酷治疗，绝对是人们对精神病患者产生的恐惧与迷信的副产品。目前，我们所能期待的最好状况只能是远离那些地方，怜悯已被困其中的人，尽可能地加快精神病院重组的进程（虽然十分缓慢）。

在几位朋友、我的秘书、格雷塔及几位亲戚的帮助下，通信过程显得既规律又艰巨。每天我都能收到6~12封信件，它们给我

---

① 贝特莱姆皇家医院，俗称贝德莱姆，是欧洲首家专门治疗精神病患者的机构。该机构常被称为"疯人院"。人们认为，早期的精神病人可能再次遭受了残酷而野蛮的治疗。

带来了很大的安慰。也许这些信件使我的疾病变得人尽皆知，也许从各方面来说它们都给我造成了一定的伤害，但是，我依旧十分庆幸自己能在患病期间写信、收信——它们帮助我重建了正常的生活状态。

大约在我住进韦斯特伯勒后的第七周，来自栗山的牧师科尼·特洛布里治来医院探望我。我没料到他会来，也不知道他此行的目的，但是我会永远记住那一天。

我们自然而然地讨论了精神价值。他提到了耶稣，我告诉他，童年时期接受的《圣经》的教导，给我留下了深刻的印象。

后来，我又谈到了自己的婚姻问题，以及对于理想的性生活的渴望。我详细叙述了我对狗、马和鸟类的喜爱。我向科尼展示了两封信，说明我曾经在无鞍的情况下极为艰难地骑过马。我解释说，我对马儿深深的热爱之情使我能够比一般人更加了解它们，并能骑着它们完成多数人无法完成的事情。

在我大谈动物之爱的时候，科尼想到了圣方济各①。

———————

① 天主教方济各会和方济女修会的创始人，是动物、商人、天主教教会运动及自然环境的守护圣人。

"圣方济各一定患有躁狂抑郁症,"他说,"你有没有听说过他曾经对着鸟类布道的事情?"

他继续告诉我关于圣方济各的历史记载,以及他对于鸟类的热爱。

"你没有读过《圣方济各生平》?"他问道。

"没有。"我回答。

"如果你想读这本书的话,我可以寄给你。"

我相当愉快地记得,科尼在交谈中递给我几支香烟,并同我一起点烟。探视结束时,我陪着他走出房间,来到访客等候大厅。就在他取回帽子和大衣的时候,我看见他眼眶湿润,声音中透着紧张。他说他会再来看我。后来,我给他写了好几封信,也几次给格雷塔写信,让她再请科尼来探望我几次。可是,他再也没有来过。

不久之后,科尼便给我寄来一本名为《圣方济各之路》的书籍。这是一本记述圣方济各生平故事的书籍,其间夹杂了他与追随者们一道游历意大利等国的游记。根据我在书中发现的一张卡片判断,这本书一定是某位亲戚送给他的圣诞礼物。因为不喜欢某些章节,起初我跳着读完了这本书。但是当我读到书末的时候,已经对它产生了浓厚的兴趣，因此，我立刻从头至尾将它重读了一遍，详读了作者追寻圣方济各的脚步所及的每一处角落。

在阅读的过程中，我划出了一些重点段落，并且在空白处写下了自己的感想。我打算送一本新书给科尼，因此写信给格雷塔，请她帮我安排。可惜她没有照做，而是最终将这本因为经常阅读而显得有些破旧的画满了铅笔线、写满了注释的旧书还给了他。

透过我的窗户，可以望见医院的后山。在结核病病房附近、我右边的林间，偶尔在山顶上，都能见到明亮的小小的十字架。白天的时候，可以见到同一座山顶上并排竖着三个物体。我分辨不出那究竟是什么，它们就位于夜间所见到的十字架的位置上，有时会像十字架一样闪烁出变幻不定的光芒。我并未揣测过这些十字架为何会出现在那里，其他病人也能见到它们。从女性专用病房右侧的门廊向东望去，也能见到一个类似的十字架。

有人——也许是一些病人——告诉我，一些来自栗山的女性就住在附近的宿舍中。我曾在此后的一两天内产生了一种妄想，觉得自己认识她们。一天晚上，我将脑袋枕在房内的通风管上说话，幻想自己的声音或许可以传进邻近宿舍中可能住着的某位女性的耳中。然而，这些美好的想法很快便烟消云散了。

我开始不由自主地搞起恶作剧来。我喜欢将叉子和勺子藏在吊灯的金属套管中，这种青铜色的圆锥形套管与天花板连接处的基座很宽，将它拧下来之后可以藏进很多小物件，然后再将管套拧回原位。

发现我的勺子与叉子不见了之后，护理员搜遍了整间房间都没能找到它们，最后，我将自己的秘密仓库指给他们看。回头想想，这一切似乎十分幼稚，可在当时，这些举动却能帮助我打发无聊的时光。我觉得自己是在与医生、护士和护理员斗智斗勇。我喜欢用各种方式戏弄他们，比如，用来将患者绑在冰敷包中的大号安全别针可以藏进灯具之中或是挂在距离通风管道上方2.54厘米左右的铁管上，床垫上的小洞也能用来藏些小件物品。

我多次尝试用床垫弹簧制成的粗糙的钥匙或是捶打门把手产生的振动打开门锁。我还试过用床脚的铁质横木钩住门把，然后利用床进行各类扭转、施压及拉伸的动作。有一天，我成功拧断了连接内外锁旋钮的钢棒。还有一次，我偷偷取下内锁旋钮，藏进了自己的左上颚。就在此时，蒂尼·海耶斯突然走进房间。

"佩里，门把手呢？"他问道。

然后，我从嘴里吐出旋钮交给他。

为了缓解监禁所带来的痛苦，我不分昼夜地或唱或吹诸如《罗丝·玛丽》《沙漠之歌》《印第安爱的呼唤》《间奏曲》等歌曲。

晚上，我站在窗边一面吹着口哨、唱着歌，一面在窗玻璃上轻敲节奏。一天晚上，我正敲着通往门廊的窗户（它看起来相当脆弱），其中的一扇突然爆裂开来——这完全不像是玻璃被强大的外力击碎、大片大片碎裂时的情景，反倒更像是它在外力与声音的共同作用下碎成了粉末。当晚，外墙窗户上的一块玻璃也在同样的情况下以同样的方式碎裂了。我记得，自己大费周章地帮助护理员拾起了每一块碎玻璃渣。

在这段时间里，灯泡引起了我的兴趣。我一直都不知道这究竟是哪种型号的灯泡，我觉得灯泡的内部似乎充入了某种气体，也许是汞蒸气。通电后，它们会呈现出肾脏般的形状。如果眼睛一直盯着灯泡，肾脏形的蒸气就会慢慢转变为圆形及椭圆形等其他形状。有时，它会变成假牙的形状，随着看不见的欢笑与谈话的动作一张一合。

韦斯特伯勒州立医院，1944年

————

患者开始变得极具破坏性。他损毁了几张铁床，打碎了房门上的玻璃，弄坏了窗框，拆下了窗套。他握住一只窗锤，虽然对员工而言，这个动作极具威胁性，但是他并未袭击他们。

第七章

来来往往的病人很多。从我入院到出院，许多人一直呆在那里

在韦斯特伯勒住院期间，我开始相信，许多病人入院时都只患有轻度的精神疾病，但是院方所采取的治疗手段与护士及护理员粗暴的护理方式，却使他们发展成为了重症精神病患者，甚至到了无法治愈的境地。

医生们的作用则显得无足轻重。由于患者数量众多，他们无法给予所有人足够的关注，一切都依照一套粗暴的总体规划在运行。监禁是这里的主基调。在某些月份，院方每月会为处于康复期的病人放映两场电影。病人们可以聚成小组，一起唱歌、跳舞。由病人组成的小型乐团会定期进行演出。当时医院还设有职业疗法部门。

但是，根据我在住院期间的观察，这些用以分散病人注意力的活动仅在病人的护理中占据着微不足道的一部分。也许在战前——在难以筹措资金，难以聘请到经过充分培训的护士、护理员及职业理疗师之前——整体的治疗方案与现在完全不同。我在这场艰苦的战争中所亲历的一切叫人毛骨悚然。

来来往往的病人很多，从我入院到出院，许多人一直呆在那里。老沙利文先生嘴角挂着口水，穿着肮脏的病号服，坐在一边抽着玉米芯烟斗。多数时候他都十分安静，但是，如果被人推搡，他有时也会叫嚷出声。他不喜欢剃须刮胡，因此只要有可能就会尽量避开。不难明白他为何会有这种反应——由于双目失明，他只能依赖蒂尼·海耶斯为他剃须。

我亲眼见过蒂尼·海耶斯为他剃须时的场景。几名护士和护理员按倒沙利文先生后，蒂尼举起了剃刀。随即，沙利文先生痛苦地呻吟起来——他们粗暴地摁下他的脑袋，并抻着脖子，而蒂尼下手很重，沙利文先生的脖子会逐渐泛红、出血。

沙利文先生常与上了年纪却很淘气的克拉克先生呆在一起，他们经常坐在我窗外的长凳上交谈或咆哮。沙利文先生一边叨着烟斗，一边口水横流，克拉克先生则不断地恶作剧。一天，我看到克拉克先生像马戏团的小丑一样，用右鼻孔吹了一只红色的气球。我不知道他从哪里弄到了气球，又如何学会了这种吹气球的办法。他常常会和沙利文在水泥地板上笨拙地摔跤，这给不少患者带来了许多欢乐。不过，我对此并不热衷。

患者的年龄介于8~80岁之间。还有两位小病友：一个只有8岁，很招人喜欢，另一个约莫10~11岁。两人都很淘气。他们在水泥地板上玩摔跤，让我们觉得很开心。其中的那个红发小孩会偷偷攀上我的窗户，冲着我的脸吐口水。有一天，我将他唤至窗下，往他脸上泼了一杯冷水。除了打屁股及使出些许柔道术之外，这是我对他唯一的报复行为。

有一天，我曾在一年前见过的迷人的意大利小伙儿安杰洛·卡法罗再次来到了我们的病房。当他被带进来换衣服、走例行程序的时候，我正好在办公室。除了脚上的鞋相当时尚、美观之外，他与去年并无多大区别。这双鞋子很合脚，不像去年的那一双，大得让他的脚有了一种市侩的感觉。现在，他的体格结实匀称、十分健美。只要我被获准离开房间，我们就会展开各项竞赛：摔跤、徒手拳击与翻跟头。每场比赛均以我获得胜利而告终。

我有一项特技，就是爬上门廊上的钢制立柱。我可以从地上跃起，单手单膝扣住钢柱，猴子般迅速地爬到杆顶，然后滑回地面。我既能狂躁却轻松地做到这一点，也可以正常却费劲儿地完成这项任务。

另一位病人，克莱尔·约翰逊则是我们在某些项目上的教练。待他发出信号之后，我们会跃上一根钢柱（共有两根钢柱）。通常，还未等安杰洛离地，我就已经摸到了天花板。我们反复进行着这样的比赛，安杰洛和克莱尔都因为我能如此迅速地爬到钢柱顶端而乐不可支。

彼得·佩里可以说是病房中最有趣的一位病人了。当他还在上班并且穷得叮当响的时候，他曾是我最喜爱的一位病人。我曾治疗过他的梅毒。我记得当时他做了脊髓液检查，结果一切正常。显然，他所患的是麻痹性痴呆型中枢神经系统梅毒。后来他被转往了另一间精神病院——格拉夫顿州立医院。在韦斯特伯勒见到他之后，我想起了他从格拉夫顿寄来的那些信件。因为无法偿还欠我的诊费，他请求我给他一些时间，他从未承认自己是在格拉夫顿医院。我最终还是免除了他的债务，不过我一直不知道他为何无力偿还。

佩德罗是葡萄牙人。人到中年的他长相俊俏、轮廓分明、头发浓密。他皮肤黝黑、衣衫整洁、强壮有力。显然，他曾经参加过职业拳击与格斗比赛。他的手部力量十分强大，还能用牙齿掰弯钢筋——从床上掰下一根钢条之后，他会在钢条外面裹上一层布，咬在齿间，然后用手抓住钢条两端，慢慢将其向下掰成一个锐角。我也试过这一招，不过，由于经验有限，钢条几乎纹丝不动。佩德罗还自创了一套速记法，一套独特的摩尔斯电码，而且，他在做加法、处理多组数字时也很有一套。

他的声音很好听，歌也唱得相当好。一天晚上，我听见他在门廊处练习非正式演讲，他的演讲技巧超级有效。每天早晨，他都会静静地套着拘束衣，或是泡在浴盆之中。但是，这类治疗在午餐前便会结束。脱下拘束衣之后，他会洗个澡，换身衣服。他通常会来到门廊处为我们唱歌、跳踢踏舞，而且往往会与其他的病人一起共舞。他似乎不怎么睡觉，通常，佩德罗整晚都会在浴室里写作、吸烟、作曲，也许还会生活在梦幻般的想象世界中。

住在天井对面的艾格尼丝是一个非常漂亮的红发女孩。她常常坐在窗口，我们曾通过护理员交换过几封信件，她给我写过一两首诗。有人说，她19岁那年就患上了狂躁抑郁症，并且已经在韦斯特伯勒待了10年。当我终于可以近距离观察她的时候，才发现，虽然她穿着年轻，但是脸上的皱纹却暴露出她已经步入而立之年的事实。我一直在想，她的真实身份究竟是什么。一天，我们在礼堂中结成小组，当我们在音乐声中唱歌、跳舞的时候，我与她在舞台上共舞了一曲。当时周围的人不多，她哄着我唱了一首《罗丝·玛丽》。我唱了几段之后大感尴尬，于是就停下了。

有一位病人双手严重残疾，除了大拇指外，手掌上只剩下了一根指头。他是一位长相不错、性格友善的金发中年人。显然，他患有妄想症，他将在这里待上一两年。他曾是一位工程师，如果试图与他长谈，你就会发现，他的病情似乎十分严重；但如果只是简短的对话，他看起来还是十分正常的。他曾告诉我，他喜欢组装各种类型的引擎。我们聊过引擎、画过图表，然后试图发明一种更为高效的新型柴油发动机。他的前颈处患了接触性皮炎，由于院方的处理方式相当不正统，皮炎发展成了脓肿，他不得不转去外科病房将脓肿切开引流。通常，他的妻子、儿子、妹妹和其他亲属会来探望他，他会坐下来与他们交谈很久。医院的某个部门还为他分配了工作，我一直不知道他的工作内容究竟是什么。我将他当成了一位好友。

还有一位肤色黝黑、纤细、瘦小的意大利年轻人，他长着一头黑发与一双深褐色的眼睛，与他握手时，我发现他的掌心湿热。他的胃口很小，每次匆匆咽下食物之后，便会急急离开食堂。他整天都独自一人坐在角落或窗前，不断地自言自语。也许，他正在与自己幻想中的人交谈。我从未见过他与别的病人说话，没有人留意过他，医生们似乎也完全将他遗忘了，可怜的家伙，我想象着他会继续在这里待下去，继续自言自语，也支付不起昂贵的"全面配合治疗费"。也许有一天，韦斯特伯勒会引入"休克疗法"，将他从自己的世界中"拽"出来。

在我变得极端狂躁的时候，一位身材高挑的英俊的金发病人来探视过我几次，他25岁。我们聊了很久。我们会画好棋盘，凭借记忆在脑海中对弈国际象棋，最终，还是他低头认输。

"这是我赢得最轻松的一次了。"我评论道。

后来，我们在真正的棋盘上用优质棋子下了一场真正的国际象棋。这一次，他战胜了我。

病房里有一位可怜的老人。他中等身材，衣着整洁，银发碧眼。他喜欢独自一人穿着内衣和白色浴袍站在远离我们的角落里。他一直在不停地说话，一遍遍地重复着一些单调的话语，往往几个小时都不会停歇。

他会说"哦，上帝，哦，上帝，哦，上帝……"或是"别紧张，先生。别紧张，先生。别紧张，先生……"

显然，他很孤独，而且极度沮丧。不过他语速极快，而且语气中带着一种令人讶异的厌烦情绪。我从未见过他有任何访客，这引发了我对他最深切的同情心。但是，在连续几周听到他令人焦躁的大声抱怨之后，我也终于能够理解了，为何其他病人无法忍受他每隔一小时便会重复一次的"哦，上帝啊，我该怎么办？我该怎么办？我该怎么办……"

通常，他们会给这位可怜的老人套上拘束衣，单独关进一间房间，然后关上门，将他的抱怨隔绝在内。每天，其他病人与护理员会将他从角落中拖出来扔到床上，责骂甚至殴打他，他的身上总能看到新的乌青与抓痕。一天早上，我看见，他的右耳由于皮下出血肿得很高——拳击手的耳朵经常会受这种伤，并最终形成所谓的"菜花耳"。显然，有人猛击了他的耳朵。我可以确定，到目前为止，没有任何工作人员关心过他的伤势，也没有任何人试图阻止别人对他施暴。

一位38岁左右、皮肤柔软娇嫩、胡须浓密的人曾与我一同在暴力病房中共处过一段时间。他的话不多，但却会经常看着我问：
"怎么回事？"（从他嘴里说出来就是"肿么回四？"）

一些知更鸟会落在病房窗台上歌唱，我曾向他展示过，如何通过口哨将知更鸟吸引到朝南的门廊窗台上。有时，我的口哨声还能引来成双成对的知更鸟。它们会在附近蹦来蹦去，慢慢靠近门廊。随后，当口哨声继续响起时，它们便会直接飞上蓝天，胸贴胸、嘴对嘴地比翼齐飞。此后不久，这位小伙子就出院了。

大约一个月后，我的表现在病房中已经堪称各方面的行为典范。我寡言少语，每天只重复几件事：吃饭、睡觉、获准离开病房之后在走廊上散步、清洗楼道地板、与护士及护理员得体地交谈（举止彬彬有礼）。

此前我一直没有见过院长郎博士，但是由于上报给他的报告均对我有利，他专程来医院探视我。

"所有狂躁症患者都一样，"郎博士解释说，"除非你的病情有所好转，否则就算我来了也没用……"

换句话说，他将患病的我交给他的助手，自己却远远地避开了。可是，一旦我康复之后，他便摇身一变，成了我的主治医生与顾问。

"我突然想到，过去你的那些精神科医生朋友们对你所采用的治疗方案太过温和，"郎博士接着说，"所以这次住院之后，我要求他们对你一视同仁。"

"嗯，他们在治疗的过程中确实毫不留情，"我答道，"我从未想过精神病科的护理竟然如此粗暴。"

郎博士的态度似乎在表明，他对于我能够迅速恢复正常感到高兴，并且认为这都要归功于我所接受的治疗。我很想告诉他，我之所以能够康复，根本不是因为这些野蛮的疗法，而且，我相信，这些残酷的治疗方法反而会令我的病情更加恶化。

事实证明，这一次是我患病以来病程最长、病情最严重的一次。年迈无知、毫无人道主义精神的郎博士给我的一生造成了最不幸的影响！我相信，许多原本可以得到救赎的生命全都因为他而坠入了深渊。

"我应该在这次住院期间试着配合你和博伊德博士。"我对郎博士说。

"我们并不指望你做出任何承诺。"

"无论如何，我会与你们合作。"

"这是我们唯一的要求。也许你并不赞同我的观点，但是我们也许能够合作。"

半小时后，郎博士起身准备离开。

"非常感谢你来见我。"我说。"很高兴能有机会认识你。能和你交谈，我感到非常愉快。"

一周或十天之后，我收到院方的通知，大意是我可以从暴力病房转至楼下的病房。

伯恩斯先生负责带我下楼。出发之前，他对我说，"小心楼下的拉波因特夫人。她可能会找你的麻烦。"

拉波因特夫人身材娇小、肩膀宽阔、皮肤黝黑、头发花白、眼睛呈现出深褐色，看起来身强力壮。只要她一开口说话，就能看到她的一口龅牙——当她咧嘴笑时尤其明显。她在待人接物时会表现出一副就事论事的冷淡态度，其实大可不必如此。她声音大而粗哑，完全有发出高亢、深厚的声音的潜质。她本人紧张、焦躁、易怒，常常会没来由地生出无名火来。

伯恩斯先生将我介绍给拉波因特夫人，不过，她完全没有理会。

"你的储物箱会放进客厅的壁橱里，"她说，"如果你需要取东西，我们会为你开门。稍后我会为你安排床位。现在，你可以先去门廊那边。"

踏上门廊之后，我停下脚步，四下打量起来。大约30名6~60岁的患者正无所事事地坐在椅子上。几乎没有人抬头看我，但是死一般的寂静却表明，所有人都很清楚这里又来了一位新病人。我转了一圈，与相识的人打招呼，主要都是曾与我一同关在楼上但先我一步转至楼下的病人。安杰洛·卡法罗与克莱尔·约翰逊就在其中。

门廊其实就是一间配有四张桌子、四条长凳、几把直靠背椅与摇椅，以及一张台球桌的娱乐室。水泥地面，以及从墙体中部到天花板半面墙上全装有大扇玻璃窗格的推拉窗，几乎围成了一间结实的玻璃房，在里面可以从三面环视医院内的草坪与远处的丘陵和田野。

我很快就坐下来熟悉环境，阅读信件。一些年轻的病人走过来邀请我与他们一起玩游戏，我同意了。随后的几天里，我们玩桥牌、打扑克、下跳棋，并且会在晚上六点之后玩桌球。

有一两名病人一直在打乱我的思绪与行动，我始终没有弄明白事情究竟是如何发生的。此外，还有许多人举止怪异。有一位头发花白、头脑聪明、年约五十的病人经常与我下跳棋。他棋艺不错。可是只要我在游戏中获胜，他就会轻声哭泣、泪如雨下。他哭泣的样子让我感到不安，他的泪水似乎是在控诉——由于我的贪婪与无情，他才会一败涂地。

我请秘书送来几张我在不同的马术表演中所拍摄的照片。一天下午，照片寄到了。病人们对这些照片表现出了浓厚的兴趣，希望我能送一些给他们，我满足了他们的要求。有时，我会取出装信的储物盒，再次阅读部分信件，以寻求慰藉。

"他又把盒子拿出来了。"一位或几位病人会说。

我不明白，为什么我的盒子会惹恼他们。

我们可以每周洗一次澡，隔天刮一次胡子。你可以选择淋浴或是泡澡，唯一的不便之处就是你需要排队，并且要在数位排队等待的人面前沐浴。剃须时使用的剃刀依旧是之前无数病人们所使用过的，这还是会让我感觉不快。马桶比楼上干净，但是依旧会经常出现残留的尿液、粪便。我们每晚十点睡觉，凌晨五点半起床。

"该起床了！"护理员会叫我们起床。

两间宿舍各有10张床位，另一间则有12张床。还有一间房间摆了4张床。

与一位长着兔唇、面容可怖、喉间还留着自杀未遂刀疤的家伙一同住在四人间里，不知是否算是院方给我的特权。另一位室友是一个受过良好教育的年轻人，他的化学知识掌握得不错，但是一谈到天文学就会胡言乱语。作为一位室友，他的主要缺点就是会整晚地大声打鼾。我的最后一位室友是一位已经治愈的病人，现在正处于观察阶段。他白天睡觉，晚上负责监管另一个病房。

所有病房的伙食完全相同，单调且令人生厌：早餐是一碗不放奶油或糖的热麦片和一杯牛奶。只有在谷物里加入黄油，待它融化后再加入白糖，与谷物混合搅拌后，我才有勇气将它们咽下肚。另外还可以再喝一些牛奶，吃一些冷面包和黄油。

喝咖啡时，你得端起锡制的大咖啡壶，再把咖啡倒入厚重的瓷杯。午餐与晚餐通常都散发着恶臭、分辨不出任何色彩。蔬菜煮得很干，不加任何调料。肉类包括热狗、肉糕、鱼和咸猪肉。咸猪肉时常有一股腐臭味。

此外，还有不加糖的热红茶，甜点有果冻和布丁等。每周六晚间，我们会吃到用少许猪肉烹制的豆子。有几次，他们会在午餐时供应最美味的蜂窝牛肚。不过，在我的印象中，几乎每顿饭都要捏着鼻子才能下咽。

我会在每天早饭前清扫门廊的地板，将垃圾扫进簸箕，然后倒进大垃圾桶。我会将家具从房间的一侧搬至另一侧，以便能够用拖把彻底把地面拖干净。通常，会有许多人帮助我一起完成这项工作，但有时我也不得不独自一人面对。白天，我会积极地工作，保证所有托盘都干净、整洁，并且会帮助别人清扫、拖净走廊。晚上，我常常会和克莱尔·约翰逊、安杰洛·卡法罗、输了跳棋比赛便会哭鼻子的那位病人及其他人一起打桌球。我居然具有高超的桌球技艺，而且有时能够出人意料地击球进袋，这着实让我自己大吃一惊。

收音机里不断传来刺耳的声音：音乐声、少年侦探故事、新闻广播等。从凌晨五点半一直到晚上十点。我不得不忍受这种不间断的听觉轰炸，我觉得压力很大。在所有人上床睡觉之前，我根本无法入眠，可是鼾声同样让我睡不着觉。有时，我会在中午感到异常疲惫，几乎连站起身的力气都没有。我偶尔会坐下来，将头枕在胳膊上。但是院方规定，在下午五六点用完晚餐前不能躺下。在此之前，宿舍门与房门都会上锁。我的脸颊会变得又红又烫。

一个明媚的早晨，我将一张桌子拉到一张凳子旁，开始坐下来写信。拉波因特夫人冲进门廊。

"把桌子摆回原处！"她喊道。

平时，拉波因特夫人会突然出现在走廊上，冲着躺在长椅上的病人喊道："从长凳上下来！"

她粗鲁的态度一定令许多病人觉得不安。

拉波因特夫人成功地对我施加了巨大的压力，而且，在我奇怪的复发过程中，她可以说是功不可没——这是我在人类生存的未知前沿中体验到的最不同寻常的经历。

第八章

韦斯特伯勒州立医院，1944年

——

患者的情绪极为显著地平静下来，因此被转至一间更加安静的病房，但是，他再次逐渐变得过度活跃。一周后，由于他过于活跃，有必要再次将他转入干扰病房。处于狂躁期的患者有时会显得十分迷茫，并且极其自负，十分喜爱吹嘘自己力大无穷、腰缠万贯。他极为喜爱写作，但是，他的大部分文字毫无连贯性，并且表现出夸张的思维紊乱。

我肯定，自己的亲戚朋友早已不在人世，我再也没有机会见到他们。

我开始变得紧张、敏感、虚弱、失眠。我记得，自己独自一人走在医院的走廊里，再度踏进异常生动的白日梦之中。我的存在对世界来说似乎极其重要——可怜的我被关在一间州立社会福利院中，被无数人同情、鄙视，向着深重的个人灾难迈进。

在我的想象中，我们的病房就是世界的焦点。在某种程度上，我得出结论，我们都生活在一幢如同玻璃房般透明的、方圆达1.64千米的建筑中，四周环绕着能容纳成千上万观众（也许是灵魂也说不定，因为事实上我见不到自己幻想中的东西）的看台。

过去发生在我生命中的事件具有了全新的意义。我觉得，自己化身成了之前读过的所有小说中的主角，那些小说包括《基督山伯爵》《三个火枪手》等。突然之间，我变成了胡迪尼、基督山伯爵及上百位其他传奇人物。我在一个覆满妄想的藤蔓的世界中，病得越来越重。

我花了大量时间观察在草地与枝头嬉戏的知更鸟、白头翁和麻雀等鸟类。一天，一位护理员走出一幢大楼，向它们撒了一些面包。我幻想着他是在我对鸟类的热爱的感染下才会做出这种行为。我冲着它们吹口哨，用鸟语与它们交谈。通常，很容易就能把它们吸引到我站着吹口哨的地方。我产生了很多妄想，而非幻觉——我觉得，自己的所见所闻都是真实的存在。

伯恩斯先生从行政大楼走来。在我的想象中，从我头顶看不见摸不着的廊台上传来了逐渐增强的笑声与掌声。他迈着大步穿过草坪的时候，我紧紧盯着他看。他绕过门廊的三面墙，爬上太平梯，登上二楼。我跟在他身后，与他说话，和他开玩笑。他的个头看起来比平时整整大了一圈，脸部更宽，面色更白，穿着白色制服的肥大身躯似乎大了好几号。

伯恩斯先生说："你想上楼待一会儿吗？"

妄想在我心中生根：他们之所以封闭二楼，也许是因为那里即将发生灾难。也许，他们希望我能回去核实我的房间是否依旧是我离开时的模样，以便历史学家在未来可以对它进行研究。

我跟在伯恩斯先生身后走上楼。我的脚底变得极其敏感，几乎撑不住我的身体。我缓慢地、安静地沿着走廊走向我的房间。伯恩斯先生留在我的身后。周围一位病人都没有。我走进储藏室，重新摆好拖鞋、毛巾和浴衣，将一切排列整齐。我走进房间，四下里看了一圈。我将毛巾的一端搭在窗户上，关上窗，垂下毛巾。我拆下百叶窗，将它卷起来，仿佛它是已经记录了某种影像的感光相纸。我把它塞到床垫下的钢制连杆下面，将它系在那里。我重新摆好寝具，转身要离开房间。一位护理员却过来把我锁在房间里，我大吃了一惊。随即，我坐了下来。

过了一会儿，他们将我放了出来。我开始四处闲逛，发现病人们再度出现。我对颜色的感知变得更加强烈，我发现，多数病人的唇色红得极不自然，就像是涂了一层深色口红。我一言不发地转了一圈，一脸茫然，什么也没有做。一位护理员走过来，将我带回房间，给我穿上拘束衣——对我而言，感官所遭受的冲击是如此深刻而痛苦。

这是一件专门为我制作的新的帆布拘束衣，一定很难直接挣脱它的约束。我没有尝试挣扎，困扰我的并不是拘束衣的精巧设计或是难以挣脱，而是我无法理解——为什么当我竭尽全力地与院方合作时，依旧被套上了拘束衣。

大厅的时钟一定已经停了，不然，就是我再也没有听见它的滴答声，可怕的寂静似乎无处不在。我看到门廊那边有几位我熟识的病人，但是，我听不见他们说话或是走路的声音。他们都在不停地无声行走。我房间里朝北的窗户半开着，但是没有一丝新鲜空气透进来，下面的道路静寂无声。

我的想象力以光速前进。我觉得，整个韦斯特伯勒已经在某种程度上脱离了地球，并且正像宇宙飞船一般冲向太空。眼前所见的要么是一直运转的摄像机在门廊上投影出的鬼魅般的人影，要么就是这些可怜的病人们与我困在了一处。

依旧一片沉默。

我已经没有了时间的概念。我知道地球已经被我们甩在了数百或数百万光年之外。我觉得几百年的时光已经流过。再回地球，我所熟识的人将早已不在人世。我用口哨吹奏出《间奏曲》的旋律，并大声地自言自语。飞行地图显示，我似乎正飞往火星，我担心，自己也许会被困在那里。

我突然想到，其他行星也许会是宜居地，但我依旧想要回到地球，即便那里再也没有一个熟人。我意识到，我只能依靠心波传递来指挥飞船返航。我又唱又说又吹口哨，试图找到正确的心波传递组合。日复一日，周复一周，年复一年。没有人走进我的房间，没有人为我送食物。为了测试这个念头的真实性，我上下掀动铁床，并拖着它在房间里四处走动。

有一次，正当我上下掀动铁床的时候，突然传来床板断裂的声音，床似乎突然卡在了地板上，我根本没有办法移开它。我不禁开始幻想，整座医院大楼原本就建造在架在湖面的木板之上。

现在，我的床所发出的震动已经压碎了这些木板，整座医院沉入湖底——我曾一度以为我们沉在了格陵兰与不列颠群岛之间的海底。

仿佛千万年之后，大厅里传来一些声响，几位护理员走进房间给我送来了食物。之后，我又被留在了无边的寂静与孤独之中，再次在宇宙中漫游。夜幕降临，黑夜一直持续了百年。

早晨，护理员将我带去了洗手间。我很快在马桶上坐下，然后翻过隔墙爬进了窗边的洗手间。我仿佛已经说不出话来。我紧紧抓住窗户，望着明媚的晨光。护理员不得不强行将我从那里拖出去。

又是一日清晨。我穿着拘束衣躺在床上的时候，闻到了透过窗户传来的废气。我猜除了我们之外，新英格兰的所有人都已被日本人排放的废气夺去了性命。我梦见成千上万的日军伪装成美国公民入侵了波士顿地区，我梦见丽兹酒店在一场地震中倒塌。我的心灵和灵魂都在痛苦中煎熬。

当我深受妄想症困扰之时，格雷塔、我的秘书与治安官带着离婚文件来探视我。秘书是我们的见证人。我完全想不起当时的情景，但我秘书是这样叙述的：她和格雷塔先走进房间，我正躺在床上。护理员走进房间告诉我有人来探望我。我起身坐在床上。我的秘书埃利诺伸出手，我似乎既没有见到她，也没有见到她的手，因此我没有与她握手。我转身背对着她们，望向朝东的窗户。

"亲爱的，如果你觉得不舒服，我们过几天再来。"格雷塔说。

埃莉诺确认我就是佩里·贝尔德。随即，警长递上文件。

格雷塔一路哭着回了家。

一天，伯恩斯先生带来几名护理员。他们将我从床上固定身体用的钩子上放下来，允许我起床。我带着些许困惑在房内徘徊，回想起我敲击窗玻璃的那个夜晚——最后两块玻璃似乎被震碎了。我走到朝北的窗户前，将右拳砸在一小块玻璃上。这一击力道很大，玻璃破裂成了大片的、带有匕首边缘的碎片，把我右手靠近手腕内侧的部分割出一道深深的伤口。近2.54厘米长、深可见肉的伤口里汩汩地涌出血来。靠近骨骼处较宽的敏感的手腕上还有较小的穿伤，鲜血也不断从这个小伤口中涌出。许多血滴飞溅到拳头没有碰到的窗玻璃上，地板也被染上了淡淡的血色。许久之后，聚在门口的几名护理员一齐涌了进来，准备好应付暴躁的我。夜班主管将我的手腕包扎好。较大的伤口恢复得十分迅速，但是较小的刺伤处却似乎很难愈合。有几次，在没有受到任何外力伤害或刺激的情况下，穿刺伤便开始自发地流血，甚至需要使用压迫绷带止血。

这种怪异的做梦一般的状态似乎仅仅只持续了几天。这种思维妄想真实而可信，令人恐惧，但它们终究渐渐散去了——我不太可能回忆起这些痛苦日子中所有的点点细节。

一天晚上，我醒来时发现自己躺在床上，身上的拘束衣已经不见了，桌子上摆着两封信。护理员进来，问我是否需要淋浴或是洗澡。我带上这两封信，即便在淋浴时也依旧捏着它们。肥皂和水把它们弄湿了。淋浴之后，我感觉好多了，并设法在一周左右的时间内迅速从这种怪异的精神状态中恢复过来。

刚刚开始下地走路的时候，我的脚底十分敏感，几乎没有办法站起来。大部分的时间里，彼得·佩里一直都陪在我身旁，我将胳膊搭在他的脖子上，倚着他走路。我以这种方式踮着脚尖走路，渐渐重拾了信心，摆脱了这种极端的敏感状态。

复活节转瞬即逝，我结交了越来越多的病友。我想到了信仰的精神价值，这是我之前从未想过的。我记得，自己见到四架飞机用尾迹在空中画出十字架，我觉得自己距离上帝很近，但却并不开心。我想知道，上帝是否会指派给我一些特别的工作？我所遭受的痛苦是否具有意义，能否引领我走向一些精神目标、一些伟大的任务？

晚上，我又迎来一位访客：美国海军上尉查理·约翰逊。我从未感到如此愉快，因为我即将见到自己的好友。我立刻与他一再握手，我们坐下来连续聊了两个多小时。查理询问了我的病史，深入探讨了可能的诱因：婚姻不快、未能入伍而产生的失望等。长长的谈话结束之后，他说："我想，现在我们有些眉目了。"

离开时，查理答应我去见见私立保尔贝塔医院的首席精神科医生，哈里·所罗门博士，试着安排将我转院到那里。我知道，他会尽一切可能帮助我的。

第九章

我所了解的现代精神病医院就是
贝德莱姆这类古代监狱的直系后裔

距离上次探视约十天之后，查理·约翰逊带着哈里·所罗门再次来到医院。查理希望能够说服哈里，允许我转院到保尔贝塔。

"康复之后，你愿意回得克萨斯与家人一起生活一年吗？"查理问我。

"愿意，但我觉得除了我的个人意愿之外，还有很多因素需要考虑。"我答道。

随后，查理又说："人们都说，你在患病期间是一个病态的骗子，谎话连篇。"

他的话听起来很刺耳。我酷爱真实，只要有办法回避这个问题，忽略会引发谎言的这个问题，或是有任何办法进行核实，我便绝不会撒谎。我意识到，人们每年大约会有一次陷入一种困境之中，而只有一些类似谎言的东西才是最佳解决困境之道——而且是一种完全合理的解决办法。

但是我却能在不偏离事实的基础上应对此类事件，为此我感到十分自豪。没错，我的确偶尔会讲一些难以置信的故事，在不同寻常的个人经历的基础上编造一个不错的冒险故事。但是，所有的故事中都具有相当分量的事实依据，我只不过是为了体现幽默或是为了增强故事的表现力而增添了一些色彩。这种事，我只在过去三年间做过两次，之前从未尝试过。

我一直想知道为什么查理会这么说。我相信，在思维的力量与清晰程度的逐渐发展中，最重要的因素在于说真话、了解真相、相信真相与思考真相。任何在艰难条件下选择向谎言和欺骗屈服的人，往往会养成疏忽大意的习惯，并会因此遭受惩罚，失去对于可能性与不可能性、真实与虚伪，甚至是对与错的敏锐直觉。

所罗门医生说的几件事，我都尤为感兴趣。

"躁郁症患者并不知道自己在做什么。"所罗门医生说。

所罗门医生的这些话让我知道了，即便是像他这样著名、富有经验、学富五车的人也无法理解躁郁症。我只能说，就我自己的病例而言，我能清楚地记起自己处于躁狂状态下的所发生的事件。在做出所有这些行为的时候，我均能完全意识到自己究竟在做些什么及为何要这样做。然而，行动与言论的迅速性与冲动性却会对他人造成一种令人不安的影响，因而很难对个人的行为会对他人产生怎样的影响保持良好的判断，人们也不一定能充分地意识到这一点。

　　但是，也并非完全的两眼一抹黑，躁郁症患者完全能够意识到周围所发生的事情，其记忆的唯一限制就是——许多事情也许会在短时间内连续发生，从而会影响患者对于细节的回忆。

　　然而，有时，我倒希望所罗门博士是正确的——患者真的不知道自己到底在干些什么。这样，他的意识就不会让自己为所做的一切负责，躁郁症发作期间所发生的一切的相关记忆都会随风逝去。随后，人们就能回归正常生活，就像是想不起宿醉期间自己的所作所为的醉汉。人们也许能够成功回归正常生活，同时经历抑郁的可能性会更小。然而，健康恢复正常之后，之前在躁狂状态下所发生的事件会不可避免地重新爬上心头，令人困扰不已。

自我批评、羞愧感及尴尬都是真正的敌人，它们会变得极其猛烈，会对人们造成最为严重的伤害、破坏人们的自信，使人们难以面对世界。不幸的是，所罗门博士，你并不懂躁郁症。真希望你所说的都是真的。真希望我们可以忘掉一切，可以完全不知道自己正在做些什么，可以没有能留在记忆中的东西。

我不禁开始思索，曾经一次或多次经历躁郁症发作的医生是否并不具备更好的洞察力，让他能够更好地理解和治疗躁郁症。可是，上哪儿去找这样的人呢——他既需要体验过这种疾病，同时还必须彻底、持久地康复。就我自己而言，我需要恢复得比过去几年都要好，而且还必须转向精神病学领域——这将涉及巨大的经济损失及可能最为困难的其他方面的调整。

在与所罗门博士一番长谈之后，他似乎得出了我患有轻度抑郁的结论。我站在那里的时候，他向我走来，亲切地将双手搭在我的肩头，轻轻摇晃我的身体，仿佛是想要赋予我一些勇气。此后，我将查理和所罗门博士带至我的房间，向他们展示了毗邻我房间的门廊。所罗门医生认出门廊处有一位他的老病人，于是走过去与他交谈。

此时，查理转向我。

"你把自己推销给了所罗门博士，"他说，"我相信他会接收你的。"

此时，我的病情已经相当稳定了，我的心绪平静而安宁。我恢复了平静，没有表现出任何症状。我被转移到楼下病房的日子再次来临，下楼之前，我早已知道等待我的将是什么：我知道自己必须再次忍受同样的疲惫、紧张、压力和侮辱。走到下层病房，进入护士办公室时，拉波因特夫人像以前一样冰冷、粗暴地与我打招呼，我则尽可能亲切地与她交谈。将物品放进大厅衣柜之后，我沿着走廊走进浴室梳理头发。

安杰洛·卡法罗跟在我身后，想把自己刚刚收到的一封信给我看。我拒绝了。

"我不感兴趣，谢谢。"我对他说。

我之所以会这样说，并不只是想要表现得很无礼，而是因为在导致我病情反复的压力之中，有一部分就是安杰洛造成的。他对我说了一些奇怪的话，我试图理解那些话的意义，但却失败了。比如，他会走到我面前，带着愤怒与烦恼的表情，专注地盯着我说："我不会一辈子留在这里。"

他似乎在暗示，他之所以会留在韦斯特伯勒其实与我有关，而我应该带着他一起离开。

转至一楼病房前我就知道，安杰洛、拉波因特夫人及许多其他人都是我痛苦的强大肇因。我决心抵制所有将使我心烦意乱的影响，于是，我将安杰洛独自留在浴室中，走进门廊，与一些老友打招呼。

在接下来的日子里，我学会了如何在一个令人恼怒的事情层出不穷的环境中保持精神上的平静。安杰洛尽量跟在我身边，大声地抱怨食物、医院的条件等。晚餐时分，安杰洛会坐在我对面，抗议食物的质量，做着讨厌的评论。我发火了，抓起餐盘上的餐刀，怒气冲冲地站起身。不过，我很快就平静了下来，一言不发地进餐。我说了一些刻薄的话，但我记不清自己究竟说了些什么。

一天早晨，一位富有的意大利老人坐在早餐桌上，呼噜呼噜地大口吃着麦片粥，发出了许多不必要的恶心的声音。对此，我的回击就是在喝牛奶时发出类似的咂吧嘴的声音。这位老人还有一种坐着放屁的习惯。他长相狰狞，口中只剩一两颗肮脏的牙齿，一条大舌头常常伸在外面，棕色的眼睛，发须浓密，骨架很大，衣服肮脏，但是手形很美，像女性那样柔软细腻。他一向沉默寡言，笑如擂鼓，露出残缺的牙齿，让人生出一股淡淡的厌恶之情。他是一个长相粗鄙、性格怪异的人。然而，他的一双手却似乎暗示——他出身良好，而且才华横溢。

收音机出了故障，被带走维修了。此后，我再也没有见到过它。

我偶尔会打打桌球，但我发现，精神恢复正常之后，我的球技却变得很差。

除了偶尔有两三次因为愤怒而爆发之外，我一直保持着平和的心态，每当安杰洛想要靠近我的时候，我就远远躲开。多数时候，我一面独处一室，待人友善，但同时却也在认真地思考自己的问题，不插手别人的事务。我时不时地在走廊上散步，每天早上积极地帮着扫地、拖地、倒烟灰缸等。

我阅读了大量书籍：《圣袍》《愤怒的葡萄》《西航夜飞》。我重读了《圣方济各之路》，如饥似渴地看完了《先驱报》《旅人》等日报，每天查阅邮件，但我写的信越来越少。我意识到，尽管通信对于我而言非常重要，写信却被当成了压制我的武器。于是，我尽可能地缩短信件的长度，并因此很快获得了更多特权。

在我阅读《圣袍》的日子里，拉波因特夫人每天都会来到门廊。

"贝尔德博士，快来领你的浴袍！"她扯开嗓门喊道——这种嘲弄与欺凌的事情不断发生。

我的浴袍、拖鞋与睡衣被锁在更衣室里，只有病人需要取东西的时候，医院的工作人员才会打开更衣室的门。每天结束的时候，更衣室的门也会打开，好让病人领取晚上所需的物品。不知道为什么拉波因特夫人总喜欢来这里，扯着嗓子大喊："贝尔德博士，快来领你的浴袍！"

回到一楼病房之后，我被分到了一间十人的宿舍，从窗户数起的第二张床。一天，病房里来了一名黑人。他碰巧睡在我对面的床上。我知道，自己并不会因为被迫与他为伴而感到困扰。他是一个受过良好教育的安静的黑人，肤色就像是浅色的巧克力。最初几天，他在休闲廊中闲逛的时候总是远远地避开我。渐渐地，我与他熟络了起来。我们会一同探讨诗歌与宗教，他阅读了我的《圣方济各之路》。

克莱尔·约翰逊每天都会在厕所里待上几个小时，他用锉刀和手术刀柄复制了一把门钥匙。一天早晨，他的嘴里传来阵阵浓重的酒味。我常常在想，他究竟从哪里弄到了那些酒。

回到一楼病房之后，我发现那个每次都会因为玩跳棋输给我而哭个不停的灰发中年男子还在这里。搬下来后没几天，我就走到他身边。

"想玩跳棋吗？"我问他，"你可以忍住不哭吗？"

我们玩了几轮，他没有哭。

入院十周之后，换句话说，经过十周持续约束治疗之后，我终于被获准与一群病人一起走出去呼吸户外的新鲜空气，沐浴着阳光散步。

外出的第一天，我不停地绕着礼堂前面的环形水泥小路行走。博伊德博士走过来观察了我一会儿。

"这是世上最伟大的东西。"他说。

"什么？"我问。

"户外。"他说。

一天下午，在独自走了很久，然后又与迪克·康顿同行了一段之后，我在礼堂的台阶上静坐了几分钟，欣赏管弦乐队演奏的我所喜欢的一些作品。这支乐团由一位钢琴演奏家、一位鼓手及一位小提琴家组成，他们配合得很不错。护士、职业治疗师兼娱乐部主任弗朗西斯小姐走出礼堂，请护理员带我进去。他们劝我也露一手，于是我凭着记忆弹了几支曲子。乐队成员对我大加赞扬，虽然也许夸张了一些，但令我感到了一丝幸福。

我的私人精神科医生鲍勃·弗莱明带着我那套棕色的棕榈滩套装来探视我。他迎着朝阳缓缓踱来，一身行头——从帽子到鞋子——只有黑色与灰色，相当乏味。

他像往常那样微微弓着背，摆出一副忧郁、悲戚的模样。他脸上的皮肤很黑，眼珠子也是黑的，脸上没有什么表情。他像极了北方人，沉默寡言，深不可测，仿佛就是个满腹邪恶阴谋的恶毒凶徒。他的到来并未带给我丝毫的喜悦，他也没有回复我任何一封邮件。

这是十一周以来，他第三次来探视我。坐着说话的时候，他似乎很紧张，就像已经预先排演过这番讲稿，但却时不时地磕磕绊绊，犹如忘词了一般。

我开始向他描述约束衣和冷敷这类治疗手段给我带来的极端折磨。

"我只能想办法尽快离开这里，才能咬牙熬下来。"我说。

"他们可以缓解你的痛苦，不是吗？"鲍勃问道，仿佛在暗示这些野蛮又苛刻的方法缓解了我的一些紧张感。

我没有回应。事实证明，如果未曾亲身体验，没有人能够想象得出州立医院会以何种野蛮的方式实施此类治疗。

"我希望你能重操旧业。"他说，"行医的时候，你是波士顿最优秀的医生之一。郎博士不同意你现在出院，但我们可以将你转院到保尔贝塔，他不能阻止我们这样做。到了保尔贝塔之后，我相信，我们很快便能让你重返诊所。"

"安排转院要花多长时间？"我问。

"几天就行。"

这段对话发生在我的房间内。

"我敢打赌，我们说的每一句话他们都偷听到了。"出门的时候，我说道。

"你怎么知道？"鲍勃的声音里显然透着紧张。

"哦，通过各种细节，"我答道，"我几次突然拉开房门后，都发现病人和护理员竖着耳朵在附近偷听——他们只会在我有客来访的时候这样做。"

鲍勃走后不久的一天下午，护理员走进我的房间。

"不知道这条消息是好是坏，"他说，"再过一两个小时，你就会转院到保尔贝塔。"

此时，距离查理·约翰逊与哈里·所罗门来探望我并答应十天之内将我安排转院的那一天已经过去了六周。护理员拎过来一只手提箱，我开始收拾行李。随后，一名护理员将我带至一件办公室，我取回了自己的手表、钱包、驾照、征兵卡，以及一张开给保尔贝塔的97美元的支票。

瑞克雷斯博士来了。

"你真打算写那本书吗？"他问道。

"当然了。"我回答。

"好吧，请尽可能对我们宽容一些。"迈出大门的时候，他这样说道。

"再见。"我轻声道别。

一名司机与一位助手正在一辆豪华轿车外等候。车子驶出韦斯特伯勒。在这里关了大约95天，熬过了95个混杂着痛苦、不适、煎熬与孤独的日子，度过了我永远都无法理解的95天之后，坐在舒适的豪华轿车内对我来说已经成为了一种解脱——在被拘禁了如此长的一段时间之后，单单是在伍斯特收费公路上疾驰，且能够看到春意盎然的乡村景象，就已经是一件无比快乐的事情了。

这一天很美好。经过栗山的时候，我很想请司机送我回一趟家，让我见见两个孩子，但我始终没有开口。我觉得这样做会违反规定，我不想要求特殊待遇。

我们途经波士顿，然后沿着纽伯里波特收费公路行驶，最后到达了保尔贝塔。

我对自己说：到了保尔贝塔之后，我将见到一批新面孔——医生、护士、护理员和男女病人。我知道，自己也许会遇见许多令人不安的事情。但是，我会保持冷静，我会积极配合，我不会试图逃跑。

我会证明——自己已经完全康复了！

第十章

　　保尔贝塔是一家位于马萨诸塞州乔治市的小型私人疗养院，距离韦斯特伯勒约两小时车程。那里曾是一间人气颇高的客栈，主楼——带有角楼和门廊的维多利亚时代的隔板建筑——坐落在一个小山丘上，从那里可以俯瞰湖泊与农田。

　　父亲抵达那里的时候，疗养院刚在性情温和的奥地利精神科医生乔治·施勒莫尔博士的指导下成立不久，施勒莫尔博士成了诗人罗伯特·洛厄尔最喜欢的一位医生。20世纪60年代的时候，洛厄尔曾在保尔贝塔休养过一段时间。

　　保尔贝塔是马萨诸塞州最先进的收容机构之一。施勒莫尔博士认为应该在医院内给予患者自由，只要能够获得许可，患者便可前往湖区，甚至进入附近的城镇。为了能够留在保尔贝塔，父亲需要证明他的心绪十分平静，可以享受保尔贝塔所提供的许多特权。双方达成的协议就是，如果他表现出过度心理失常或具有暴力倾向，就将被转至其他医院。

父亲到达医院的那一天，一位名叫博克·罗斯的精神科医生出门迎接他。罗斯博士曾经治疗过我的父亲，对他的情况十分了解。他在保尔贝塔记录下了下面这段病历：

保尔贝塔医院，1944年

入院的时候，贝尔德医生看起来十分紧张，并且有些焦躁不安，他急切地想与人说话，尤其是提及过去95天他在州立医院中的经历。他在韦斯特伯勒住院期间极具危险性、烦躁难控并且极具破坏性，毁坏了几张铁质病床及其他医院建筑。然而，四个月后，他似乎平静了下来。他被送入19号病房，在那里进食晚餐。晚饭后，他极好地融入了医院的常规活动，加入了病房的社交活动。

今天早上见到他时，他表示，即便没有借助药物，他也安睡了一晚，而且对生活有了一种完全不同的感受。他信心满满地认为，我们一定会发现他已经完全正常了，并将尽快允许他出院。

他表示愿意与我们全方位合作，并且反复承诺——我们不会后悔将他收治进来，他也不会给我们制造任何麻烦。

我与他有私交。近十年来，我们一直保持着朋友及同行医师的关系。而且，我碰巧见过几次他精神病发时的状态。我在波士顿精神病医院见过他几次，在麦克莱恩医院也遇见过他。我十分感兴趣的是，12月的时候，我曾在哈佛俱乐部碰到过他，当时，我便预料到他的躁郁症将会发作。我警告过他，并建议他去寻求他的私人精神科医生弗莱明博士的帮助。今天与他交谈的时候，两件事情给我留下了深刻印象：

他不如我预料中那般抑郁。

他有轻度躁狂的迹象，在交谈与举止间充满幻想。

我很了解这位患者，不知道他现在是否会偶尔失控，不过显然，他的控制能力并不尽如人意。不过，现阶段，我并未预见到任何严重的麻烦。

桌球、弹钢琴、桥牌

与罗斯博士打过招呼并且打开行李之后，我在窗前坐了一会儿，随后便开始四处蹓跶，享受着稍稍增加的一点自由感。下午四点半左右，我在一张椅子上坐下，躲在一棵巨木的阴影之下。俯视树林时，我看到保尔贝塔湖的湖面在午后的阳光下闪烁着粼粼波光。草地上传来了脚步声，我站起身。一位医生迎上前来，将我介绍给了女主人——一位年轻的金发女郎，极具魅力。此后，医生便走开了，只剩我们两人边走边聊。她突然提出，可以载我去乔治城，这样，我们就能去取回她的留声机及当晚舞会所需的唱片。

医生允许我随她一同前往城里。旅途虽然不长，但却让我感到自己获得了更大的自由。血液更加快乐地在全身流转。

回到医院后，我们播放了一些唱片。我遇见了许多病人。主楼里约有22人，另有10~12人住在更为封闭的病房中。

我到来后不久，一位颇具魅力的金发女子走到我面前。

"你是我们的客人，"她说，"很高兴你能来这里。"

晚上，我独自在房内进食。其余病人均在主餐厅内用餐。晚上，具有典型犹太人特征的科恩博士带着一本简短的病史走进我的房间，询问了一些与波士顿附近皮肤科医生有关的问题——显然与我的病情毫不相干——查看了我身上的许多伤疤，然后进行了粗略的身体检查。

检查结束之后，他望着我。

"你与我之前所见时一样正常，"他说，停顿了一下之后，他又补充道，"但是，你的病历记录却很糟糕。"

科恩博士走了。我在房间里逗留了一会儿，随后便与其他病人一道翩翩起舞。第一夜就这样过去了，我只依稀记得舞蹈、泳池与桥牌。我记得，自己领着一群年轻人唱了几支歌。尽管我在这方面毫无经验，但却完成得不错。我还与几位女病人愉快地共舞。

我永远也不会忘记那晚遇见的所有病人，尽管我记不住他们的名字：来自得州休斯顿并且魅力四射的女性；来自得州的21岁女孩；两位内科医师；体格健壮、蓄着胡子、极其聪明的、来自麻省理工学院的哈利；几位老太太；来自法国的离异女士艾玛；贝蒂·温。

晚上十点，熄灯睡觉。一名护士敲敲我的房门，询问我是否需要镇静剂或热牛奶。不借助它们我也能睡得着，而且，我睡得很香。

第二天，最早与我打招呼的美丽的金发女子又走到我的身旁。

"博士，你昨晚表现得十分出色，"她说，"你是一个了不起的人。"

对我而言，接下来的十天过得十分轻松。这里有许多消遣娱乐的方式，自由度也更大。到处都有花园、篱笆、网球场、改建成娱乐与职业病治疗所的谷仓、老式秋千及槌球设施。我几乎每天都会去礼堂。从男女病人中挑选出的几支队伍会时不时在那里玩保龄球。我会去食堂购买糖果、冰淇淋、可口可乐、香烟和报纸，享受短暂的放松时刻。

由于韦斯特伯勒要求病人们每天五点半起床，我会在这个时间或是更早一些自动醒来。其他病人通常七点半才会醒。我尽量轻手轻脚地不发出太大的声响，有时留在房里阅读，有时外出散步。有一位很有吸引力的离异女士有时也会起得很早，于是，我们便结伴在清晨散步。与我同行的第一天早上，她带我去地下室，给我看了一只母猫与它的一窝小猫。

除了周日外，我每天早上都会前往由谷仓改建而成的职业病治疗所。医院里的一些常规性的活动都会在这里举行：编织、缝纫、木工等。那里还有一架钢琴，谱架上摆着一本我很熟悉的乐谱——《世界钢琴名曲集》。一位金发碧眼的中年理疗师——一个容易焦躁、脾气暴躁但却魅力无穷的女性——与我多次合作表演了钢琴二重奏。

早晨，我正独自坐在钢琴前面，一边翻阅琴谱，一边随手弹奏出上面的简单旋律。翻到《甜蜜之家》这首曲子的时候，我不假思索地弹奏了起来。

而这时，我很喜欢的来自休斯顿的女士开始大声抗议。"难道你不知道，最好不要在抑郁症患者面前弹奏这样的曲子吗？"她说道。

"抱歉，"我说，"我对你刚刚的评论很感兴趣。我想找个时间和你聊一聊。"

"你只不过是一位皮肤科医生！"她讽刺地反驳道。

我没有回应，埋头弹奏了几曲之后，悄悄溜出大门，向着主楼漫步而去——我想一个人静一静。

我迈进宽敞的前厅，病人们在这里玩桌球、打乒乓球，或者翩翩起舞。

我在那里站了几分钟，随后，那个来自休斯顿的女士也走了进来。她刚刚才刻薄地说我"只不过是一位皮肤科医生"。显然，她是尾随我而来的。

"你想打乒乓球吗？"她问。

"当然啦！"我答道。

我们打了半小时左右的乒乓球，随后，几个人便跑去游泳。

一个美丽的早晨，一大群人前往湖边享用午饭，度过下午的时光。有人建议我阅读一本新书《多佛的白色悬崖》。

吃完热狗、喝过咖啡后不久，我们便都在树荫下坐下，领队的理疗师将那本可爱的《多佛的白色悬崖》递给我。

"我们想请你为我们朗读这本书。"

我接过书。

"如果有人愿意接替我的任务，"我说，"我很乐意接受你的安排。"

"我会负责这里的一切，"那位脾气暴躁的金发理疗师说。多数病人留下来听我朗读，但也一些人漫步到湖边晒太阳。读完这个关于英国人的荣耀故事之后，有人给予了一些赞美之词，在接下来的两三个小时内，陆陆续续有人加入我们的谈话。

我与理疗师及两三位病人坐在凸出的岩礁上，脚下的小径一路延伸至湖边。我们谈到了圣方济各。我提起了他放弃身外之物的事。对于我的说法，理疗师大声提出异议，并且做出了一个疯狂的手势。

"无论你是否赞同他的教义，他都是一个勇气可嘉的人。"我指出，"你能想象他做出这般举动时所怀的刚毅的精神吗？他做过一项实验：他尝试着完全遵循基督的教义，并且尽可能地谨遵教诲，用一生来践行他所信奉的教义。"

一时间，鸦雀无声。我站起身，走向湖边，踏入湖中，开始游泳。此时，独自划船出游的艾玛小姐遇到了一些麻烦。我立刻游到她身边，抓住小船，将船拖回岸边。

"悲惨的女士！"我大喊出声。

艾玛和我抵达河对岸。随后，她在水中嬉戏。

"我们进林子吧，"她说，"我对你很好奇。"

艾玛长得并不好看，但确实相当有魅惑人心的能力。

"你从这里进树林，"我答道。"我再往下游一段，然后从那里上岸。稍后我会找到你的。"

我开始沿着湖游泳，艾玛亲密地跟在我身后。我钻进树林，艾玛紧跟在我身后。我在草地上躺下，艾玛躺在我身边。我不能与她做爱——她是保尔贝塔的病人，而且姿色平平。说实话，她根本没什么魅力。

短暂停留之后，艾玛和我便走出树林，游回对岸。那个下午变得异常漫长，我们三三两两地沿着小径返回医院，一个个浑身湿透，队伍拉得很长。罗斯博士驾车经过我们身边，但他并未提出要载我们一程。

与艾玛从林中回来之后，我在晚餐桌上拿这件事开了几句玩笑。大家都看到我们走进树林了，现在，摆出一副无所谓的姿态似乎才是明智之举。

有人说理疗师会辞职。

（以下为贝尔德当时写下的零散的文字记录）

桥牌。

一种桥牌："有时我认为，猜测就等同于知晓同伴手里有些什么牌。"

桥牌："让我们从这种恍惚的状态中清醒过来吧。"无王牌叫牌下赢得大满贯，我们原本可以叫牌的。

癫痫发作，那个叫杰克逊的人一直在痉挛。病人一起涌到室外。又被带回桌球与乒乓球室。

海滩之旅。调情。法国女孩躺在海滩上，她的形象被雕刻成型。阳光过于刺眼。我被晒伤了。四处飘满登陆艇。我想到了敌人入侵，与另一位病人交谈。

金色的安全别针。

俄罗斯人。

回家。

保尔贝塔。

上午进行平静的职业治疗，游泳。

下午午睡，与往常一样。

电影。《月神幻梦》。流泪。

拐角处的狗（玛雅的记忆）。

《月神幻梦》：如此多的相似之处，她用口哨吹出的歌曲、童年记忆、法庭、关在笼中的黑皮肤美女、娇小幼稚的基督教女孩、镀金的马匹。如此多的相似之处。

拐角处的狗。

称重的男人，背对天平站着，一股副醛的气味。

后来我们聊到了胡麻。

如何治疗抑郁症。

"了不起。"

"性刺激。"

"施勒莫尔博士会同意的。"如何指导年轻人认识性，直至凌晨三点。

"不要谈论你的症状。"

我一言未发地离开网球场，去洗澡。

（滴，滴，滴哒，哒，哒，整夜，周六）。

哈里很兴奋，为什么？

晚餐时间，我很安静。

晚饭后。

桥牌。

清晨。早餐后，步行至医院边缘，然后回来。

贝蒂："我只是想挽救你的生命。"前一晚。

休斯敦太太。

来到保尔贝塔后的第二个周日，我已经入院九天了。我与几名病人一同坐在草坪上。此时已是日上三竿。一位病人走过来对我说了一些话。听完之后我立刻起身，赶回房间。沿着车道行走的时候，我见到了薇薇安·蒂洛森和她的小女儿从车上下来。

薇薇安是我的朋友——精神科医生肯尼斯·蒂洛森博士的妻子，而我在麦克莱恩医院住院期间的主治医生就是肯尼斯。见到她来，我迎上前去。

"你好，薇薇安。"我说。

"你好，佩里，"她一边向我走来，一边答道，"肯尼斯来这里出诊、咨询，我们是搭他的车来的。我还以为我们只能在这里闲逛呢。"

"我必须进去几分钟，但如果可能的话，我稍后就来找你们。"

我进了房间，处理了一些小事。肯尼斯·蒂洛森博士跟着一位保尔贝塔的医生沿着走廊走过来的时候，我正站在墙上挂着的镜子前梳理头发。房门打开了，我能清楚地看见他正向我走来。他看起来严肃、紧张，浑身肌肉紧绷。也许是因为即将要进行的咨询的缘故，见到我之后，他并没有微笑。

"你好，肯尼斯。"我说。

"哦，你好，佩里。"肯尼斯答道。他匆匆忙忙地走了，没有停下来和我握手。

"我希望能在你走之前再见见你。"

他从后门消失了。

我在屋外找到了薇薇安和她的小女儿。我们面朝湖水，在一棵高大的树木下坐下。我们的谈话相当轻松，我们讨论了一些小问题。过了一会儿，我们走回主楼附近，坐在秋千上。薇薇安的女儿唱了几首流行的新歌，例如《不亲爱的我》……

肯尼斯走上前来，友好地与我打招呼。

"我可以和你聊几分钟吗？"我问道。

"当然了，佩里，"他回答，"不着急。"

我们离开他的妻女，在树下的草地上坐下。我跟他说了那些导致我变得具有攻击性的经历。我对他以前给予我的治疗表达了谢意，并且，赞扬了他提出的"找到充足的性释放的方法"的建议——其他精神科医生几乎全都忽略了这个问题。

"如果我曾经说过的一些话造成了我们之间的误会，"我说，"请在对我做出负面判断前，给我一个解释的机会。"

肯尼斯突然站起身来。一番友好的告别之后，他带着家人离开了。

"不用急着离开这里。"薇薇安说。

"该走了，薇薇安。"肯尼斯打断了她。他的语气有些尖刻，好像在暗示——"佩里需要回归正常生活。"如果他真是这样想的，那么，他说的其实没错，因为只要能够恢复正常的生活，我就不会遭受这些灾难及长达数月的痛苦。

他们离开后，我走进餐厅。只剩下艾玛身旁有空座位了，大家正在享用一顿极其美味的牛排晚餐。

"很高兴你来了。"坐在我右侧的一位老妇人说道。

一天早晨，我与四五位女病人一道坐在小屋前，其中包括艾玛、来自休斯顿的女士、法国女人与贝蒂·温。这是一个美丽的春日，金色的阳光一道道倾泻下来。

"贝尔德博士，我们也崇拜太阳。"休斯顿女士对我说。

科恩博士来了，领着一位女病人走进房间。大概20分钟后，他从里面出来。

"屋里很暖和。"他对我们说。

今天就是一个彻彻底底的温暖的春日。他究竟是什么意思？这句话根本没有多大意义。

坐在那里聊天的时候，所有女人的举止都有些怪异。每个人都会在说话时玩弄自己的首饰，似乎某类言语与转动戒指或摆弄项链等动作之间存在一些明确的关联。她们也可能一直在试图教会我一种手语，亦或是这一切全是我的臆想。

一天晚上，跳舞的时候，我与女主人共舞。桌球台上一只球也没有。哈里与年轻的得克萨斯女孩在桌子另一侧跳舞。桌上出现了三只桌球：红色、绿色和蓝色。桌球按照一种特殊的顺序摆放着，我想不起具体的细节了。

丹尼斯先生坐在桌球桌旁，晃着二郎腿。一个戴着助听器的人坐在丹尼斯先生所在的那张桌子旁，正对着桌角。那人手里攥着一些旧杂志，其中包括一本年代久远的《纽约客》。杂志上有一幅插图：宏大的建筑，大理石楼梯，坐在楼梯底端的富有、肥胖、悲伤的男人，广阔的绿色草坪，一台割草机。

丹尼斯先生开始以一种挑逗性的方式重新排列蓝色、绿色和红色的桌球。我很努力地想要解开这道谜题。绿球是否代表着富有的阶级，篮球代表贵族，而红球代表共产主义？我不知道，我开始天马行空地想象起来。

在与这两个人交谈时，我无意识地使用了"球杆皮头"这个术语。在办公室的时候，我会使用准备好的名为"棉花棒"的敷抹器（即涂抹器）。台球桌旁摆放着一些钢制支架，用来黏走被称作"球杆皮头"的绒垫。之前，女主人在将它们指给我看的时候就用了这个术语。

第二天，我在钢琴旁坐下的时候，丹尼斯先生来了。

"你昨晚提到的'球杆皮头'是什么意思？"他问。

"哦，"我说，"你是指那些桌球拉的'屎'吗？"

他看起来很惊讶，转身离开了房间。此后，一些病人开始对我恶语相向。

一位州警走进来与护士和病人周旋了一会儿。我发现这位警官很招人喜欢，与他交谈十分有趣。我提出要看看他的手铐，并把它们戴在了手上。它们恰好与铐在我手上、将我送进韦斯特伯勒的那副手铐一模一样——研究这种自动收紧机制是件很有趣的事情。你越是挣扎，腕上的手铐便收得越紧。

"你们现在怎样学习射击？"我问这位警官，"会使用怀特·厄普那样的技巧吗？"

警官与护士站在那里。两人都显得既惊讶又不安。他们一定觉得"怀特·厄普"这个名字听起来有些疯狂。

我继续向他们解释："怀特·贝普是西部的一位警官。他随身携带着富国银行配给他的两支枪。他一般直接从臀部处开枪，瞄准敌人腹部中段以下，那片区域目标很大，而且非常有效。"

当我将自己最初的那句话"翻译"成了他们能够理解的语言之后，他俩悬着的心终于放了下来。

我从后门走出来，发现巡逻车依然在停在那里。

"这让我想起了熊进入浴室时的情景。"我听见法国女人这样说。

我走进厨房，发现护士正在为警官泡咖啡。我又与警官聊了关于工作时长与薪酬的话题。我发现，他能说出很多有趣的事情。我就"地方警察与州警的工作时长与薪酬及如何通过改善这两者来提高其服务水平，使他们能够更好地为公众服务"这个话题发表了自己的见解。

法国女人开始在厨房里徘徊。

"这让我想起了熊进入浴室时的情景。"离开厨房时，她再次说道。

我躺在床上，却因为一直在思考许多事情而无法入眠。巡逻车就停在外面，通过无线电接收总部发出的许多信息。巡逻车一定是在凌晨三点才从我们窗下开走的。

周一的上午，风平浪静。午饭后，艾玛、法国女人、贝蒂和我坐在屋里聊天。贝蒂笑了起来。不知何故，这让我很生气。

有人提议去打网球。艾玛与我一组，贝蒂与法国女人一组。我的竞技状态很不错，一连串的大力发球落在了发球区的角落，她们几乎无力反击。我的进攻性得分，尤其是龙卷风一般的发球，显然引起了常在一旁观战的几位病人的注意。随即，他们相继离开。

他们觉察到我的愤怒了吗？他们认为我过度焦虑了吗？

（以下为贝尔德当时写下的零散的文字记录）

玛丽·卢·李——跳棋。

前面有两只红色的鸡。危险，危险，危险。

护士，我和玛丽·卢沿着护城河，跑跑走走。

晚上十点。上床睡觉。午夜时分，我醒了，向护士索要巴比妥（一种镇静、催眠用药物），服用了一两颗。凌晨四点半或五点，我再次醒来，起床与护士及护理员聊天。

早餐时间将近，我向护理员展示了我所知道的摔跤与柔道技巧——许多招数未曾记载在书中。

玛丽·卢出来了。

早餐。

早晨，室外，犹太护理员，附近还有几位犹太病人。有人递给我一份剪报，上面的标题是"犹太女性试图进入美国海港"。

我与他们一同坐在草地上，说道："这个世界的问题就在于，没有足够的容忍与宽恕精神。"随后，我们便开始谈论这个话题。

一位犹太人裁缝说："之前我从不相信四叶草的存在。昨天，我找到了一片。"

午餐。

午睡。

下午在草坪上。晚餐。

傍晚在草坪上。

广播，大多数人都在谈论战争的话题。

周二上午，住进保尔贝塔11天后，我像往常一样早起，坐在秋千上来回摇荡。贝蒂·温迈出主楼的后门，向我走来。我站起来迎向她，随后走在她身边，陪她去医院接受胰岛素治疗。

"这很严重。"她边走边说。

"贝蒂，你是什么意思？"

"我也会读心术，"贝蒂说。"这很简单。"

我们边走边就这个话题聊了四五分钟。

通常情况下，贝蒂是一个很理智的女孩，她似乎想要告诉我一些事情，但是，为了不让别人听见，便不得不用隐晦的语言来掩饰她的目的，以免我盗用她的话。亦或是她只是想通过暗示或指代向我传递某些信息。

我不明白她的意思。在医院的时候，她递给我一支香烟。吸了几分钟烟后，她回了病房，我则在秋千上坐了下来。

早饭后，我开始四处闲逛，九点左右，休斯顿女士从旧旅馆的大楼中走出来。我与她一道走向职业治疗所。

进门之后，理疗师转向我。

"别来这儿！"她突然尖着嗓子对我大声说道，"这身行头是准备去游泳的吧？"当时我穿着一件很平常的衣服，可是，她说这话是什么意思？

随即，我转身离开，去湖边的想法涌上心头，我想一个人静一静。我沿着车道来到路边，向湖边走去。一名护理员经过我身边时，将车子停了下来——此前我们曾经交谈过。

"你觉得我可以去湖边吗？"我问。

"最好先获得许可。"他说。

我转身回到主楼，爬上二楼，在护士办公室找到了负责的护士。

　　"我可以去湖边吗？"我问。

　　"你身体舒服吗？"她问，"你看起来一直有些激动，心烦意乱。"

　　"我觉得还不错，我刚刚决定去湖边。"

　　"可以去湖边，但是不能游泳。"

　　"非常感谢。"我说，然后走回到路上。护理员还等在车子里。

　　"他们允许我去湖边了。"经过他的车子时，我说道。我沿着路走到湖边，踏上最远处的一条小径，走进树林。我想一个人静一静，抛开其他病人扔给我的谜语和烦恼。

　　我穿过一条路，继续前进，依旧在树林里穿行。我来到高速公路旁的一幢小房子前，发现眼前只剩两种选择：沿着高速公路主干道走或是穿越灌木异常繁茂的树林。

　　我敲了敲这座新建小屋的房门，要求借用他们的电话。我想搭乘出租车返回医院，因为我觉得自己也许已经走得有些远了，应该尽快赶回去。当然，如果可以跳上出租车远离马萨诸塞州的话，我也十分乐意这样做。

保尔贝塔医院，1944年

————

1944年6月6日前，患者一直与"旅馆"中的其他人员相处融洽。但是，那一天，他擅自离开医院，参观了一个农场，并且在附近的湖里趟水。被捕后，他被送回保尔贝塔。他似乎很困惑地讲述了这场远足的细节。几天后，他开始变得烦躁不堪，言行粗暴，并提出种种苛刻要求。他还做出带有恐吓意味的鬼脸，说"他们给我吃的苦药片是什么？要是吃错了药，就要倒霉了。"

第十一章

他的记录中写道，自己在保尔贝塔医院"摧毁了两张铁制病床、打碎了房门的护板，并且威胁说要殴打护士"。入院两周后，他的行为便已严重违反了医院的标准，因此立即被转回了韦斯特伯勒。

韦斯特伯勒州立医院，1944年

——

6月10日

患者极其配合地返回了医院。回来时，他身穿棕榈滩套装，脚上穿着棕色鞋子，手拎棕色的大号旅行箱，显得仪表堂堂。两名州警将他夹在中间。他立刻友好地与我们打招呼。

他稍显过度健谈，但是情况并不严重。被问及发生了什么事时，他表示这是一场误会，并坚称自己并未打算逃离保尔贝塔。他说一位医生允许他前往湖边；这位医生现已外出休假，而其余医生则认定他逾越了自己的权力，此类情况发生过两次。

他表示，每次车子来接他的时候，他都已经在返回医院的途中了。"如果试图逃跑，我就不会向这个方向走了。"他说。

6月13日

患者非常安静、合作，正在顺利地调整、治疗之中。他将大量时间花在了写作上，同时也会进行一些阅读。他很容易沉迷于谈话之中。他确实看起来有点紧张，有时，他试图变得非常快乐。尽管有一名女护士在场，他依旧讲了一则黄色笑话，他比听众们笑得更开心。他仍然表现出狂喜的状态，没有丝毫抑郁的表现。自从返回医院之后，患者的状况就没有发生太大变化。事实上，我们认为，他的状况与几周前离开医院前往保尔贝塔时相差无几。

6月30日

我们今天通知患者所在的医学注册管理委员自1944年6月21

日起吊销了他的行医执照，至少在当天的会议上，委员会投票通过了这项决议。患者所有的广告与公开展示等均被勒令取消，并被禁止行医。文件原件已送至患者手中，我们在一份患者已经收到原件的文件副本上签了名。公证之后，该文件被送回医学注册管理委员会。患者几乎一言未发。阅读完通知之后，他只询问了这是暂时性的决定还是永久性的决定，并且立即给律师写了一封信。

重返韦斯特伯勒三周后的一天，当博伊德博士向我走来时，我正坐在普罗克特大楼旁的草地上。

"一条坏消息。"说着他递给我一封信。这封信以正式、专业的措辞表示，由于我已经出现了精神错乱的症状，医学注册管理委员根据相关条款吊销了我的行医执照。我必须在他们面前亲自陈述不应暂时吊销、取消或撤销执照的理由。我立即写信给我的律师道奇先生，请他安排我出席听证会。我在信中阐述了两条强烈的直觉：

一是郎博士不会允许我参加听证会。

二是无论发生何事，我的执照都会被撤销。

三四天后，律师在回信中写道："无法安排你参加听证会。"

再度入院两周半后的一天早上，我与职业治疗护士一同前往图书馆。一位病人捧着一只刚出壳的小知更鸟走了进来——她在草地上发现了它，小家伙找不到自己的巢了。

我们走进一间配备了各类职业治疗设备的大房间。我坐在窗前，开始弹奏钢琴。我看到一位病人跑向湖边，护理人员很快地追上她，并将她送回了宿舍。

下午的时候，我和另外三位病人一起打桥牌。我们吃了糖果，又喝了冷饮。我听见这个女孩说她把小知更鸟送回了草地上，后来，她再去查看的时候，发现猫已经将小鸟的一半身体吞进了肚里。

桥牌游戏结束了。我们将桌椅送回护士所在的房间，原本这些桌椅就是从这里借出来的。

博伊德博士来了。

"你被转到了另一间病房，"他说，"东西已经送过去了。"

我有些小开心。

律师在信中写道，他出席了医学注册管理委员的听证会。他们明确表示，撤销执照是我们所能期望的最好结果。他继续写到，我的执照已被撤销。对此，我并不惊讶，甚至没有感到震惊。

一系列常规通知开始出现。医学会与医院收到了我的行医执照被撤销的通知；电话号码薄上再也找不到我的姓名，标有我的名字的指示牌被从办公大楼的楼层指引及我的办公室门口撤了下来。

秘书写信告诉我，我无法再以自己的名义接诊。前台接起电话的时候，只能说"你好"，而不再是"这里是贝尔德博士诊所"。

格雷塔在信中说，按照马萨诸塞州的离婚法律，她无法在接下来的六个月中再来探视我。

这些痛苦并未从任何外在的意义上给我带来任何痛苦，但是，我的心却在渐渐碎裂。

转移病房一周左右之后，博伊德博士在一个周日探望了我。当看到我并未因为执照被撤销而表现出明显的焦躁、不安，他似乎显得十分惊讶与好奇。

他建议说："最正确的想法就是重振旗鼓，重新取得执照。"

我并未询问他的意见。除了放弃所有希望，向失败与平庸屈服之外，我觉得其他想法全都不切实际。

博伊德博士似乎无法理解，为何我没有因为执照的事情而感到躁狂或深深的沮丧。我没有气馁，是的，我是有意而为之，也许是自豪感使然，也许是因为我早已料到这个结果，也许是因为我已经经历了太多，除了厄运与持续逆转的生活之外，我已经不再指望生活中会出现其他内容。我已经具备了直面困境所需的所有勇气、斗争与耐力。我并不需要博伊德博士的劝解，反抗与斗争早已自然而然地在我心中扎根。

大部分时间都是博伊德博士在说话。他继续滔滔不绝地主动向我提出了一大堆建议，仿佛这些建议能够解决我现在所面临的所有问题一般。说话的时候，他一直自信满满，似乎觉得我正渴望获得他的帮助，似乎觉得他肯花时间与我交谈一定会令我感激涕零。

我没有咨询他的建议，也不需要他的建议。他未曾仔细研究过我的问题，对我的情况所知甚少，却提出了这些建议。他自信地挺着肥胖的身躯坐在那里，八字胡上下翻飞，显得傲慢而愚笨。他滔滔不绝地说着话，他在提到韦斯特伯勒州立医院时显得极为自豪。

"在这里，我们让患者过上了极为规律的生活。"他说，仿佛韦斯特伯勒具有魔法一般。

上帝啊，我会告诉任何一位愿意聆听的人——韦斯特伯勒州立医院及所有与之类似的地方无法为你提供任何东西——这里只是一间充满残暴与丑陋的监狱。来到这里的病人之所以能够痊愈，并非得益于医院的治疗，而是抵抗住了它们的负面效应。一些人没能挺过这些治疗，最终丢了性命。

博伊德继续说话。他提到了我最近的急性发病期。他带着讽刺的语调对我说过的一些话、我所提及的宇宙射线、对于黄色墙漆——被我称作"核黄素"——产生的幻觉进行了评论。他对躁郁症进行了自己的解释，强调了思维与行动的速度也是一种考虑因素。我就此恭维了他一番，并表示比起常规解释，我更喜欢他的见解。

"常规解释是怎样的？"他问道。

"哦，多数权威人士只是把躁郁症视作一种以无法抑制自己的行为为特征的状态。"我解释说。

"但这只是对病症的描述，而非解释。"他评论道。

我奉承了他，他便有些自大起来。我想与他和平共处，虽然我由衷地厌恶他。哦，快些摆脱他吧！可是不行，他现在正在兴头上。他在如何管理生活才能维持自由一事上蛮横地对我指手划脚——他试图解决这个古往今来从未有人解决过的问题。

"生活要有规律，按时吃饭和睡觉，"博伊德说，"每周可以有三次性行为。将收入减至每年15000美元。不要过度操劳。如果感到自己开始变得躁狂，不要说太多的话就行……"

总的来说，他建议我记住并克服这些症状。

博伊德的这次来访似乎永远不会结束。

"你比我聪明。"他继续说道。

"未必。"我答道。一想到我的大脑将退化到他这样的水平，我就禁不住浑身战栗。

"别谦虚了，"他说，"你更为精通一般医学领域。"

他根本不清楚我的才华与缺点，他更没有资格将自己与我进行比较。

同时，博伊德似乎认为，我很高兴自己最终可以离婚。

"我不觉得自己很高兴。"我说。

博伊德继续说道："最终可以获得自由，过自己想过的生活，难道你不觉得宽慰吗？"

"我完全不确定！"

"当然，你知道的——掌管世界的人都是躁郁症患者。"他继续说道。他在常规的话语之外又增加了这个论点。

如果他真的认为躁郁症患者于人类有益、可以掌控世界，那么，我暗自思忖，为何他们要在我正常的时候，一直将我拘禁在韦斯特伯勒呢？

"也许我早该为你做这些事了，"博伊德谦逊地说道，"我原以为，现在才是最佳时机，现在你才能更加受益。"

这场面谈总算结束了。

他最后一次提到撤销执照的事情。

"当然了，你知道的，至少要在几个月后才能重新获得执照。"

这是我听过的最不受欢迎的建议了。

第十二章

——

7月3日

患者能够进行相关并且一致的流畅交谈。他确实存在一些浮夸的思想，即他的业务收入可以达到5万或6万美元，他所支付的人寿保险额大约也是这个数字，他背负的债务约为1.8万美元。他所提及的所有数字的真实价值并未完全实现。但是，就目前来看，他对于价值意识有了更好的了解。

更多的时候，他在谈论养育孩子及支付赡养费的问题。同时，他也会在别人说话的时候认真地聆听，而不是像之前转院至保尔贝塔与回到韦斯特伯勒之后很短的时间内所表现出得那般健谈。

他能够进行良好的沟通。他没有表现出明显的情绪异常。他确实比平时更会开玩笑。他似乎能从更为幽默的角度来看待问题，但是他并没有表现出狂喜。从保尔贝塔回来之后的一两周内，他的确表现出了一些焦虑，但是这种情绪也已经消失。他没有表现出抑郁的症状。

在韦斯特伯勒州立医院的日子已经变得越来越压抑。我觉得食物日益不合口味。在完全意识到执照被撤销究竟意味着什么之后，我的灵魂被啃噬出一个个生疼的大洞。通常，院方允许我们睡七个半小时，现在这段时间似乎已经不够了。在用过早餐与午餐之后继续躺回床上小憩片刻，让我感觉相当不错。

这样做的第一天，护士海沃特小姐不当班，没有人反对我多休息一会儿。第二天早上，我吃过早餐，打扫完二楼，将垃圾扫进簸箕、倒掉，随后洗手净脸，在床上躺下。我刚关上房门，就听见了海沃特小姐的声音与脚步声。

"贝尔德博士在哪里？"她问道，"我找不到他了！"

我走到门口告诉她，我马上就出去。

在随后的日子里，我试图多争取一些休息时间。每次我做出此类尝试，海沃特小姐都会一阵风似地冲到我（三居室）的门口，未经敲门便"砰"的一声推开，命令我立刻下楼。

她在每一次挑衅中的表现，都会让我觉得自己就像是个少年犯，而她则是警官，有权尽可能粗暴地对待我。与海沃特小姐打交道的这些经历极其令人不安，尽管我承认我不应该因为她或是她所说的话而气恼——不论她说话的方式如何。

一个炎热的午后，我吃完午饭后，脱掉裤子躺到了床上。

"穿上裤子下楼去！"她冲着我咆哮。

也许我是因为遭受了巨大的压力才会想要更多的睡眠时间。令我感到不快的并非执照被撤销这件事本身，而是通知医院与医学会的具体流程——以便他们能够将我的名字从医生名录上删除——而且这种令人蒙羞的程序中的每一个细节都是一种折磨，其恐怖程度可与死亡并论。

撤销执照实在荒谬。我被牢牢地禁锢在了韦斯特伯勒，除非有证据表明我已经康复，否则，我根本没有机会出院继续行医。

撤销执照只能：

·使我的助手难以继续维持业务。

·产生负面效应，阻碍诊所业务继续运转。

·使我的助手无法继续沿用我的名字。

·对我的疾病的不利传言会危及诊所的未来。

·为我康复之后投保及恢复医疗保险制造困难。

·制造苦难与难堪，但却丝毫无法实现保护公众免于在我发病期间向我问诊的目的。

将你作为执业医师的名字从马萨诸塞州的所有医院、名录、医学会及其他机构的名册中删除的感觉是多么痛苦；自己那位一直维持着诊所正常运转的可靠秘书被另一位医生解雇的感觉是多么痛苦；让你的助手停止使用你的处方签与文具，转而开始使用他自己的那一套文具时的感觉又是多么痛苦。

白昼似乎极其漫长。我浏览了一遍邮件，撰写了回信，阅读了日报与书籍。访客极少，偶尔来此的几个人也只待了片刻便转身离去。

没有真正进行体育锻炼的机会。在上下午的特定时段，院方允许我们坐在宿舍前的户外。树荫下有一条石凳与几张椅子。你可以通过掷橡胶马蹄铁（铁环）、投掷棒球或是在一小片草地散步来自娱自乐。院方的要求是你只能在护士或负责的护理员能够清楚看到你的有限小空间内活动。如果你试图通过散步来实现真正的运动，那么，他们就会认为你过度活跃。

多数病人只是在草地上或坐或躺，而没有任何常规的娱乐项目。每周一次或两次，院方会带着我们中间的一些人去礼堂听音乐、跳舞。这些活动时间不定，且持续时间很短。此外，这里也没有保龄球。

我的小世界在这种无聊、孤独、毫无价值的气氛中走到了尽头。妻子与我离婚了，我渐渐意识到家庭破裂意味着什么——自从被送入韦斯特伯勒之后，我就一直没有见过我的孩子。

我的工作也已经被夺走了。满天的乌云中，我见不到一丝希望。

在全神贯注地回想过去与现在婚姻中的不幸阶段时，我可以将离婚视作是一种合乎逻辑的解决办法。但是，一旦有时间思考离婚的所有细节，我便意识到，离婚意味着失去了夫妻双方只有在婚姻中才有可能得到的东西：充满孩子欢声笑语的家庭，与双方共同的朋友共度幸福时刻；圣诞节与生日的意义；每天下班后急着赶回去的欢迎你回归的温暖的家；一位计划着在家开派对，同时也会接受他人邀请的妻子，在一天结束时可以与之闲聊，谈谈当地八卦的妻子；与孩子们相互亲吻互道晚安、胳肢他们逗他们发笑、给他们讲睡前故事；小小的安慰；一起参加的俱乐部；洗衣、干洗等问题，以及组成家庭的所有细碎的东西。

离婚是一场可怕的噩梦，但这只是失败、沮丧、失去行医执照、需长期治疗的昂贵的疾病、耻辱、在社区中声名尽毁——这场庞大噩梦中的一部分。现在回想起来，许多事情似乎都可以避免，可是事实果真如此吗？

人心的憧憬会不断变化，而且难以捉摸。也许，只有在好运被夺走之后，我们才会开始珍惜，并试图努力将它赢回来。

从保尔贝塔回到韦斯特伯勒之后，在整整一个月的时间里，我一直十分安静、平和，保持着完美的合作态度，而且健康状况也基本正常。之前，在保尔贝塔，我曾有机会在舒适的环境中服完"刑期"。回顾那段经历，我发觉一切都毫无意义。

在保尔贝塔，其他病人对待我的态度十分奇怪。我之所以会在那种令人烦心的环境下遭受这种丝毫不顾及别人感受的待遇，一定存在某些目的，可我却无法参透其中的奥妙。我早就预料到，自己会在保尔贝塔遭遇令人不安的经历。我打算无视它们，保持冷静、有礼，积极合作。我沮丧地意识到，我的预见与自觉的努力最终未能取得成功。我不应该让任何事情搅乱我平静的内心，真不知道自己为何无法保持坦然。

曾有一段时间，我帮着医院擦盘子。一开始，我很高兴能找到些事做。但是，这个工作却渐渐演变成了一种恶心的经历——许多盘子上还黏着大量食物。通常的处理方式是用餐巾擦掉食物。送过来清洗的刀、叉和勺子的状态也差不多，清理的方式也一样。这些食物看上去令人作呕，我吃得越来越少。擦了一段时间盘子之后，我才发现，它们其实肮脏无比，因此，摆在我面前的饭菜也变得更加难以下咽。

手上的皮肤开始干燥起皮，盘子上残留的肥皂水令我的双手爆出一片片疹子。我要求他们允许我终止擦盘子的工作。

"我们不会强迫任何人做任何工作。"护理员答道。

不过，显然，医院中的大部分工作都是由病人完成的。

自2月20日至7月初所发生的一连串事件，以及近五个月无休止的磨难，叫我不得不心生厌恶，我感到了深深的抑郁。在韦斯特伯勒的这几周里，悔恨与不满又深深占据了我的内心。

访客极少。我依旧能收到一些信件，不过，信件的数量已经不像从前那样多了，它们只能为我带来些许安慰。而匆匆来探视我的几位访客，也未能缓解我的孤独感与失败感。

我继续履行着自己的职责：打扫二楼的地板，在轮到男性病人负责擦盘子的时候完成这项工作——无所事事，不操心别人的事。

逃跑的欲望变得日益强烈，但是，在权衡过所有注意事项与防范措施之前，我不会贸然行动。我开始尽可能地收集信息。我很安静，除了出于礼貌不得不说话之外，我几乎终日缄默不语。

我的活动仅限于平和且不引人注意的散步。我阅读了许多书籍，尽可能地在医院允许的范围内闷头睡觉。我毫无怨言地扫地、擦盘子。我没有表现出愤怒等令人不安的情绪，与大家和平共处。我处于十分良好的状态，在各方面都维持着绝对正常的活动。不过，我知道，他们总会用怪异的方法来判断你的病情。

一天，博伊德博士停下来跟我说话。

"你不如之前活跃了。"他说。

他似乎在暗示——我仍旧处于狂躁期。事实上，我很正常，至多不过是有一些轻微的抑郁罢了。当你发现别人竟然如此漫不经心地在对于你未来的幸福而言极其重要的事情上做出错误判断时，你就会产生进一步的忧虑。你不得不接受一群最随意、最无情的医生的摆布，他们有权根据一些全然是异想天开的判断，一些最随意、随性的观察和推理得出的观点，来毁掉你的整个职业生涯——为手无寸铁的可怜病人作出的不快乐的设定。

我开始思考逃跑这个问题：

·很难完成。被抓回来的可能性很大，而且监禁期将会大大延长。尽管拔腿就跑很容易，但是由于其他病人、护士和护理员一直在留意你的一举一动，还未等你跑出医院，或是将他们甩在身后，就会被他们抓住。

·从很多方面来说，逃避会使事情复杂化：切断朋友给予我的帮助，为再度与韦斯特伯勒的医生"握手言和"制造困难，并推迟重返诊所的时间。

·逃跑也许会令朋友、亲戚和专业人士站到我的对立面。

但是与此同时，我也整理出了一些令人敬畏、令人信服的想法：

·郎博士——既愚蠢又保守——似乎很害怕放我走，同时又不愿承担责任。如果我可以以无异于常人的行为举止离开这里，得到其他精神科医生及亲戚朋友的认可，通过在医院外面的行为证明我已经完全康复，那么，要求郎博士允许我出院就会更加容易。

如果继续留在韦斯特伯勒，他仍然无法预测我在出院后的表现。如果我带着已经康复的证据回到医院，他就没有合理的理由将我继续困在这里。换句话说，我可以获得韦斯特伯勒之外的代表与机构的批准与保护，然后，怀着澄清事实的希望返回韦斯特伯勒。

· 博伊博士曾暗示过，尽管我恢复得很好，但仍有可能继续在这里待上几个月。

· 海沃德夫人暗示过我，也许短时间内我都无法出院，因为我每周最多可以向院方支付10美元的治疗费用。

· 我知道，我的精神科医生朋友们——弗莱明博士与麦克弗森博士也许很快就会来探望我，为我争取出院或转院的机会。我觉得，尽管他们付出了努力，可是院方一定会进一步拖延时间。

· 我受到了"逃离一切"这种愿望的影响。我不仅想要离开韦斯特伯勒，而且想要离开我所了解的整个世界。不论前往何处，做些什么，我希望能够重新开始。我并不想结束生命，我只是厌倦了痛苦、暴力、监禁及粗暴的待遇。到目前为止，我在故事中描述了现代人对于我所患疾病的常规疗法。我认为，这些治疗方式具有巨大的破坏性——它们会造成残疾，会伤害病人的身心、侮辱他们，束缚他们的身体、夺走他们的自由、妨碍他们康复；它们是纯暴力的野蛮产物；它们不文明、令人厌恶并且散发着恶臭。

· 我越来越沮丧，越来越无法忍受这里的食物、无聊以及永无止境的灾祸。我害怕自己会患上真正的抑郁症；我害怕自己会年复一年地被困在韦斯特伯勒，永远没有机会回归正常的生活，并对生活进行调整。博伊和朗这两个身材矮小的男人对我造成了严重的伤害。我觉得，如果继续留在这里，我将很难保持清醒的神志。如果选择逃跑，那也是出于自卫。

· 考虑到我的现状，显然，我已经失去了一切：职业、家人、许多朋友及钱财。即便离开这里，我的境况也不可能变得更糟，也许还能扭转乾坤。我已经没有什么可以失去了，无论做什么都是赚到。众神似乎在召唤我，我听见了随风送来的答案，他们似乎让我自己去掌控命运。

· 病人与护士的评论表明，他们之中有一些人希望我能够逃走。他们知道很多事，但却不会告诉任何人。有时，你无法听从他们的暗示与建议。

计划中的逃跑时机即将到来。晚饭后，四周相对比较安静。

医生已经下班回家，白班护士与护理员也已经离开，夜班工作人员相对较少。显然，他们没有可以用来追捕我的车辆，而且附近也没有州警的巡逻车。海岸线看起来十分清晰，对我非常有利，不过，情况随时都有可能发生变化。

负责的护理员背对着我坐在草坪边缘。他全神贯注地在与其他病人及一些医务人员聊天。一名老年假释患者正静静坐在椅子上，我正位于他的左侧。医务人员坐在草坪上聊天时，就会委任他监管其余的病人，而他正望着远方发呆。我站在距离他大约二十几米远的地方，随意地走在七八位病人中间。

天气不错。我已经想到了一个合理的计划。连日来，我一直在测量距离，并且研究可能会派上用场的医院日常安排中的所有细节。我在头脑中进行了细致的运算，并且绘制了一张线路图，包括穿过哪两棵树木、哪一条道路，来到一座小砖房的右侧，随后沿着一排顺着医院车道修建的房屋的背面走到主高速公路。

我知道，一旦甩开步子加速奔跑，许多人便会发现我的意图，追捕机制就会开始运转。院方会派出一支由护理员和男护士组成的搜查队，并通知州警包围并搜索我所潜入的林区。在逃跑几小时前再制订计划似乎是明智之举——逃亡之旅很有必要一步一步慢慢进行。

在十几分钟的时间里，我一直在兜圈子，一边制订最终计划，一边观察周边环境中的所有细节。我在草坪最高处停下脚步，旁边就是砖石宿舍前的车道。我转身最后一次审视四周，然后慢慢朝着我选定的两棵树中间的道路走去。

我在一棵大树下停留了片刻。心脏怦怦直跳，之前从未有过这种感受。我想知道：我是在害怕一些直觉认为存在，但是大脑却无法发现的隐形变故吗？心脏是在告诉我，我马上要做一件愚蠢并冒险的事情吗？在这犹豫不决的一刻，我抵制住了恐惧，骄傲的反抗感油然而生。

突然，一阵风吹拂过头顶的枝桠，传来两声连续的咳嗽声，似乎在对我说："出发！"

我立刻拔足狂奔，尽全力向前奔跑。起点与林中目的地之间的距离似乎瞬间便已缩小，我觉得双脚仿佛已经插上了翅膀。

第十三章

——

逃跑。我们今天接到报告说该名患者从塔尔博特西楼前的草坪上离开了医院。事实上，没有人见到他走出医院，但一小时后他被报失踪。空地与高速公路上均未发现他的身影。后来，院方给他的妻子发送了电报，这是主管获悉此事后提出的建议。目前尚未通知警方。第二天，院方又给患者的父亲发去电报，告知患者逃离医院一事。郎博士收到了一条答复。我们接到了患者秘书的电话，她表示已经收到电报，并会与正在缅因州避暑的患者妻子联系。

横穿高速公路后，我跑下路堤，钻进密林。我累得上气不接下气，心跳得很快，由于过度疲劳而浑身乏力。由于脚陷入了松软的地面中，我不得不放慢脚步。前面是大片的灌木丛、倒下的树木、泥水坑及绝望地紧紧缠绕在一起的植被。在其间的穿行乏味、缓慢、痛苦并且令人筋疲力尽。为了节省时间，我爬上倒下的树干，在上面奔跑，直到它们因为无法承受我的重量而折断。

不愿被人抓到的愿望是如此强烈，我极其担心会被抓回医院，因此一头扎进茂密的灌木丛，手脚并用地在树丛间爬行。除了摆脱韦斯特伯勒、回到正常生活这个的目标外，我没有时间思考其他事情。我的身上很快便布满了擦伤、乌青及昆虫叮咬出的包，残渣碎片深深嵌入我的手掌。然而，这些不适都无法穿透我的意识——为了获得自由，忍受再大的疼痛或不适，对我来说都值得。

离开大路钻入这片树木繁茂的沼泽行进了两三百米后——尽管可能仅仅只有25或30分钟，但却仿佛过去了几小时一般，我来到一片低矮灌木茂密的区域。我觉得，即便是猎犬也无法进入这里。

我在一片长满灌木丛的区域挖了一条窄小的隧道，在那里静静地躺了两个小时，全然不理会数百只叮咬脸部、脖子、手、手腕与脚踝的昆虫，甚至还有一些小虫咬破了我那薄薄的裤子、衬衫和袜子。

夜幕降临后，鸟叫声渐渐停歇，四周一片寂静。远处传来人声，不过很快便消失了。现在，周围十分安静——异常的安静。我觉得，现在应该可以安全地继续逃亡旅程了。

林中仍有微光，我仍然可以看清前面的道路而不至于弄出太大的声响。穿过纠缠的枯树、灌木丛与软乎乎的地面，我来到了一片正常的林地，这里的枯树断枝明显减少，地面也更为结实。

我行进的速度开始加快，不过，每走过一小段路程，我就会停下脚步，竖起耳朵聆听，确保附近没有其他脚步声。脚下的断枝发出巨大的咔嚓声盖过了远处的一切声响，此刻，不必再狂奔了。我开始慢慢向前走去，这样就不会觉得过度疲劳。一连几千米，我一直每走几步便停下来四处张望，确认周围是否有移动的物体或脚步声。我竖起耳朵接收并且分析着每一个声音。

我穿过树林，来到两侧覆盖着又高又硬的草地的灌溉沟渠。林中辟出的这片空地可以通往林外的山区，最终直抵波士顿。我沿着沟渠加快了脚步，不过，只要靠近房屋，甚至是遇见一只吠叫不停的狗，我就会改变行进的方向，折回林间，走一个大圈绕过有人居住的地区。最后，我来到了丘陵地区。

我将不规则的沟渠与高高的草丛抛在身后，翻过了第一座山山脚下的篱笆，拽着小树的树干与灌木丛，缓缓爬到山顶。

登上第一座山山顶时，我再次感到万分疲惫。在走出树林之前，我躺下休息。四周已是漆黑一片，但是一轮明月已经升起，夜幕中缀满了星星。我躺在那里，任凭凉爽的微风拂过我的脸庞。

我盯着天空中的星星，又一次感受到了自由与快乐。幸福是一种动物般简单的身体感受，但是，这种感觉却并未蒙蔽我的双眼，我很清楚，前路还有许多困难与不确定性。近五个月来所遭受的令人难以忍受的痛苦、行医执照被撤销及其他痛苦记忆在我的脑海中挥之不去。然而，就在这个山顶上，我如同动物一般，简简单单地感受到了快乐。奇怪的是，对于我来说，幸福就是休息、凉爽、远离医院的束缚。

过了一会儿，我起身继续前行。这一次，脚下是嶙峋的石块，不过石块与石块之间有较大的草皮。借着月光，我能够以稳定的步伐走上很长的一段距离。我来到一座长满常绿树的高坡上。爬到坡顶时，我回头望向韦斯特伯勒，似乎在曾经藏身的沼泽地里看到了闪烁的灯光。

我翻过山坡，下山路上的石块异常多。见到林中的灯光后，我开始紧张地加快脚步，即便这些灯光距离我相当遥远。下山时，我几次被绊倒。我还纵身跃下一块大岩石，落在两米之下的一堆较小的岩石间。我崴了脚，幸好并未扭伤脚腕。

　　穿越这片区域时，我的裤子被钩挂、撕扯得更加褴褛，因为此地覆盖着茂密的小常青树与大小不一的石块。我觉得异常口渴，并因此感到更加不舒服。此时，我已经走到山脚，来到一条在月光下闪着粼粼波光的小溪旁。河岸附近长有树木，但它们并未越过沿着河流延伸向前的道路。我趴在河边一块大而平坦的石头上，掬起凉爽而清澈的水喝。我沿着这条河走了很远，偶尔会饮用更多的水。

　　之后，我沿着铁轨离开河边，穿过田野、树林与低丘。它们在月光的映照下显得极其美丽。四个半月来，我几乎很少锻炼，已经有些吃不了苦了，而且健康状况显然也有所下降。

　　现在应该已经到了夜里十点或十一点，我再度觉得口干舌燥、疲惫不堪。前方传来隆隆的火车声。几分钟后，我已经能够看见车头上的强光灯。

铁轨建在高堤顶部。火车越驶越近，我跑下路堤，钻过缠绕着铁丝网的围栏，俯身趴在高高的草丛中，直到火车慢慢驶离。几米外，有个一面被树木环抱的浅塘。许多青蛙正在呱呱地唱着属于它们的《月光曲》。我脱下外套放到一边，撩起袖子在水塘边躺下。我的口袋里塞着几封信，可以很容易用其中一个信封做出一只纸杯，我就用这只杯子贪婪地喝起水来。现在，青蛙近在咫尺，它们呱呱地吵嚷着，我的出现没有对它们产生一丝一毫的影响。

不久之后，我觉得凉快了一些，口渴的感觉渐渐消退。我从水塘边走开，头枕着外套在高高的草丛间躺下，试图在头顶的星空中寻找慰藉。如果不是身边聚集了一大群昆虫，我可能早已睡着。我用手帕遮住脸，将外套盖在胸前，遮住双手与手腕，不过这似乎没有多大效果。成群的蚊子及其他昆虫还是钻进我的耳朵，或叮咬我的脖子和脚踝，留下一串串令人刺痛的小包。

几分钟后，我继续漫无目的地向前走去，在穿过了一片片田野后，终于发现了一条荒僻的道路。我如同之前那般沿着路边的围栏前行，并未踏上路面。每当有汽车驶过，恐惧便会一次次袭上心头。那时，我只能趴在路边的沟渠中。棕色西装在月光下并不明显，也许正好为我的伪装提供了便利。要是被在附近巡逻的州警发现，我势必会遭到盘问。

我已经编好了一套说辞，甚至为自己无法提供征兵证或其他形式的身份证明找好了借口。我打算说自己在伍斯特拜访老友，我们办了一场聚会，我把钱包落在了伍斯特，而朋友们趁我下车方便之时，把车子开走了。这个故事荒诞不经，然而，我实在想不出其他可以解释现下处境的借口。如果州警开车将我送到伍斯特，我就打算去找我的朋友本杰明·阿尔顿。首先尽可能在警察面前虚张声势，稍后再向本杰明解释一切。

现在已近午夜，我继续向前走去。我对于这一带完全不熟，纯粹凭着本能来判断如何才能远离韦斯特伯勒。只要能尽可能地将韦斯特伯勒甩在身后，我并不太在乎自己究竟在朝着哪个方向前行。这一整夜我都不会停下脚步，必要时还会在白天藏起自己的行踪。我身上只剩两美元，可以买到些许食物，拨打几通电话。

我沿着高速公路走了一两个小时。对我而言，公路的编号并无多大意义，不过我可以肯定，这条向北或是向西延伸的公路可以带我远离韦斯特伯勒。只要有可能，我就会避免在路面上行走，而是穿越田野与林区的边缘。这样一来，我便在路上耗费了大量时间。但即便在这个时段，高速公路上依旧车流不断，因此，离开公路，且不用再时不时地避开过往的每一辆汽车，也算得上是一种解脱。

大约二十分钟后，公路上再次安静下来。我开始尽可能迅速地穿过下一个座城镇。天色渐渐亮起来，但是黎明仍未到来。我走到几个十字路口，抬头见路标上写着：距离韦斯特伯勒2公里。

起初，我觉得十分气馁，责怪自己愚蠢透顶，花了整整一晚上绕了一个大圈子，结果却还是在起点附近转悠。不过，后来，我想："至少他们想不到我会出现在这里。"我安下心来，暗自发笑。

我沿着通往韦斯特伯勒的道路向前走了1.64千米左右，觉得前方将进入收费公路，我可以从那里搭车前往伍斯特，不过，最终我还是改变了主意，掉头走向岩石遍地的山路与牧场，离开通向韦斯特伯勒的道路。

周日的黎明到来之际，我已经穿过了一些小城镇，沿着一条老旧的波士顿邮道走了一段距离。我在几间客栈前驻足，想着也许可以租一间房，顺便洗个澡、睡上一觉，可是现在天色尚早，没有人会应门。

我蹓跶到一家奶牛场附近，看农民们在忙着挤奶。随后，我走到道路右侧的一间农舍前。走进谷仓，我第一次受到了一只拴在狗屋内的、友善的狗儿的欢迎。随后，我遇见了一位容貌英俊、乐观愉快的农民——事实证明，他为人极其友善。

"我可以借用你的电话吗？"我问道。

"没问题，乐意之至。"他答道，"进屋后，你会在厨房旁的餐厅里找到电话。"

我谢过他，走进屋内。显然，他的妻子还未起床，或是正在二楼梳洗。

路过玄关处的镜子时，我认真地打量了自己，不明白这位农民为何对我如此友善。我满脸都糊着干泥，白衬衫上肮脏不堪，头发蓬乱。我的西服上布满了污秽，而且多处撕裂，裤腿也松松垮垮的，鞋面上满是污垢与各类污物。

我在厨房的水槽前停下来，洗脸、梳头，尽可能把自己收拾干净。随后，我走进餐厅，坐下来打电话。我可以联系过去曾为我做过事的拉里·巴内特——以前，他经常将我的马匹装上卡车，运往各个狩猎俱乐部与秀场。我猜，他大概不知道我患病的事，他也许会愿意向我伸出援手。显然，拉里还未起床。电话铃响了许久之后，他才接起电话。

"你好。"拉里困倦地说道，声音中明显带着一丝恼怒。

"很抱歉，把你吵醒了，拉里。"我说，"我是佩里·贝尔德。"

"哦，你好，医生。"

"拉里，你今天可以开车送我吗？"

我们很快商量好了一切，拉里将载着我行驶8~10个小时，为此我同意支付给他30美元。我向他详细说明了我现在所处的位置。在接下来的一个小时中，农民一家聚在一起吃早饭，并且邀请我加入其中。我小憩了一会儿，支付了电话费，随后便坐在草地上等待拉里。在这段时间里，我将下一个目的地选定在了斯普林菲尔德。

之所以打算去斯普林菲尔德，是因为我想去见老友伦纳德·安迪·安德森，并且寻求他的帮助。我知道，只要安迪没有出城，就一定会毫不犹豫地向我伸出援手。于是，我没有事先电话通知他，便轻松愉快地出发了。我觉得，即便安迪正在度假，斯普林菲尔德也会是一个不错的选择——至少我可以远离波士顿，大大降低被捕的可能性。

车子开得很快，我们于上午九点左右离开农舍，约两个半小时后便已抵达了斯普林菲尔德。我们将车子停在安迪家门口，拉里去前门按了门铃。安德森太太出现在门口。

"你好，佩里，快进来。"她冲我喊道。

"我很乐意，可是我现在看起来一团糟。"我答道，"你确定你不介意吗？"

"我一直在院子里忙活，"她说。"进来吧，安迪带着孩子们去游泳了，一会儿就能回来。"

拉里就像是上帝派来的天使。他回到车里，我们做好了最后的安排。我们是好朋友，他愿意等我到达拉斯后再寄支票给他。而且，他还借给我5美元与一副墨镜。离开前，拉里紧紧握住我的手，将温暖、牢固的友谊传递到了我的心间。他直视着我，从他的面部表情中可以看出，对于我不得不面对的困境，他大概有了一些了解。

"照顾好自己，医生。"说完他便走了。

继而，安迪与他的妻子便成为了我的天使。当我迈进前门的时候，安德森太太给予了我最热忱的问候。我们聊了几分钟，随后，她建议我在等待安迪的时候洗一个澡。她把我带到客房，告诉我如何找到浴室。她离开了几分钟，然后带回来一套新衣服、一件干净的衬衫和几双袜子。

我花了相当长的时间将自己彻底清洗干净，然后洗净了浴缸。记忆中，这是我一生最肮脏的时刻。穿上干净衣服，再度穿着得体的感觉真好。之前折好收在外套口袋中的一条领带依旧完好，除了没穿内衣之外，我对自己的这身行头十分满意。

安德森太太与我聊了一会儿天，随后，安迪与孩子们便回家了。他表现得如同他的妻子般亲切。我极为模糊地解释了为何我的衣服会如此肮脏，好在他并未追问，这样一来事情就好办多了。他取出几瓶上好的波本威士忌，为我们各调了一杯很棒的烈酒。

我们亲切地谈到他在斯普林菲尔德的诊所、皮肤病学的各个方面，以及两人都感兴趣的许多其他问题。我告诉他，我有志于成为一名作家，并且正在创作一部书籍。他就这本书稿给予了我相当大的鼓励，并敦促我继续写下去，尽快完成后争取早日付梓。他觉得，我不应该期望处女作甫一问世，便能呈现出最理想的状态。

共进了美味的周日晚餐之后，安迪与我开车去附近的一家药店购买冰淇淋。回程的路上，安迪转身望着我。

"我可以借给你一些钱吗？"他问。

"你真是太体贴了，安迪，"我答道。"如果你可以借给我一些钱，或是为我兑换支票的话，我将不胜感激。"

我真的十分感激安迪能够主动提出借钱给我。我绝对有必要向他借钱，可是，我很厌恶开这个口。既然他主动提了出来，也就免去了我的极端尴尬。

安迪一家生活得十分幸福。孩子们四处嬉戏，一个女孩还表演了一些小把戏，小家伙表现得还不错。我为他们演奏了一些简单的钢琴曲，他们请我反复弹奏了其中的一首。

随后，安迪与我坐在书房中讨论西行的旅程。他成功帮我预定了下午四点前往芝加哥的普尔曼式卧铺车。我在临近正午的时候才抵达斯普林菲尔德。那时，我还是一个名副其实的流浪汉，身无分文、满身污秽。而短短几个小时后，我就已经焕然一新，口袋里还揣着足够的现金与一张前往芝加哥的车票。事情进展得如此迅速、如此顺利，整段经历似乎更像是一场梦境而非现实。

列车经由波士顿开往芝加哥，我倒是希望能遇见几张熟悉的面孔。虽然我确实认识几个人，但与他们不甚相熟。傍晚七点左右，我走进餐车，在一张餐桌前坐下。对面坐着一个女孩，那是自我离开保尔贝塔后见到的第一个漂亮女孩。我点了餐，这也是我离开保尔贝塔之后享用的第二顿美食。

我坐在那里悠闲地用餐，任凭思绪信马由缰，不去想前路必然要面对的许多难题，只专注于生活中愉快的一面。望着窗外飞驰而过的树木、山丘与房屋，幸福感一波又一波地涌上心头，因为我觉得自己获得了自由，挣脱了束缚，已经将韦斯特伯勒远远甩在身后，而且只要离开了纽约州——事实上，明天早上醒来的时候——他们就再也无法抓住我了。

第十四章

　　来到芝加哥后我便意识到，没有征兵证或其他形式的身份证件，便很难入住酒店客房或是在其他地方找到住处。最佳方案似乎就是给朋友打电话，请他帮我在某家俱乐部安顿下来，或是将我介绍给某家酒店。

　　碰巧，我有一位好友在芝加哥开设了精神病诊所。

　　7月10日，周一，上午十点左右，我走进一间电话亭，拨通了汤姆·芬特博士的电话。他的态度极为亲切，并且提出要立即与我见面。我开门见山地说明了自己面临的问题。

　　当然，我略过了自己在韦斯特伯勒住院、逃跑及在波士顿面临的困境。我只是笼统地解释说，由于没有征兵证，我需要在他的帮助下才能入住芝加哥的酒店。我解释道，我得过躁狂抑郁性精神病，并且卷入了离婚诉讼，因而需要一封信件来证明我的健康状况，我希望他能够认定我现在身心健康，并且愿意为我撰写这样的一封信。

"你想要一封什么样的信呢？你希望我怎么写？"汤姆问道。于是，我口述了所需信件的内容。他打电话给秘书，指示她撰写一份与之相差无几的信件。

无论从哪个方面来说，汤姆都是最为热情好客的人。他安排我住进了大学俱乐部，并亲自为我引荐，因此，我完全不需要提供征兵证。他请俱乐部为我延长支票兑现服务的时间，但却发现这项服务已经终止。于是，他非常亲切地为我兑现了50美元的支票。

我们在大学俱乐部内一同享用了最令人愉快的午餐。下午三点前，我们一直在那里畅谈两人都感兴趣的许多话题。我们讨论了神经精神病学中的某些问题，探讨了在躁狂症与抑郁症治疗过程中的几个阶段。我对他的意见甚感兴趣，而他也十分重视我的看法。我们还谈到了精神分裂症，尤其是一位罹患此病的同学。

幸运的是，我成功预订了飞往圣路易斯的夜间航班，并于凌晨四点左右抵达目的地。由于接触了毒藤，我身上爆发出我所见过的最严重的皮疹。天气炎热，我感到浑身黏腻、肮脏。机场的豪华轿车将我送至科罗拉多酒店，我很高兴能够住进一间极其舒适的客房。洗澡时，我使用了大量肥皂与流水来清洗接触过毒藤的所有部位，为此，我觉得十分解乏。之后，我上床睡觉，直至上午十点才醒来。

我在圣路易斯市科罗纳多酒店的客房内拨通了打给老朋友贝蒂·布鲁斯的电话。她知晓我的病情，而且似乎比其他熟人更能理解并原谅我的行为。能够听见贝蒂·布鲁斯的声音并且与她交谈实在令人高兴。

在韦斯特伯勒的时候，我曾经给她写过一封长信，详细描述了我近期的病况、导致我发病的事件及医院恶劣的条件。她没有回信，而那已经是3个月前的事了。外人也许无法理解信中的内容，我担心信件呈现出的画面令贝蒂感到震惊、幻灭或是困惑。

"我没有回信，因为我不知道自己是不是应该这样做。"她解释道，"就算提起笔也不知道应该写些什么。"

"最好的办法就是用极为自然的口吻写下你想说的话，"我答道。但是我没有继续就如何给精神病患者写信这个话题发表长篇大论。

　　显然，我的病情给贝蒂·布鲁斯带来了极大的困扰，我们的关系已大不如前，转机也许依然存在，但也许永远也回不到过去。她没有邀请我去堪萨斯城。要是在去年，她一定会这样做。

　　与贝蒂·布鲁斯交谈之后，一股深深的忧郁感席卷而来。我知道，一些对我而言十分珍贵的东西已经悄然发生了改变。在我们的文明中，积累着大量有关精神错乱的迷信观念，它们依然存在于所有人心中，并且会对精神病患者的友谊、爱情及所有其他关系造成毁灭性打击。

　　幸运的是，相比之下，这些观念带给我的痛苦要少于普通患者。我的病程通常较短，而且，现在，我重新成为了能够独立谋生的正常人。如果可以迅速恢复与老友之间的正常联系，往往就能在友谊发生深刻且持久的变化之前再度赢得他们的尊重、重建他们对我的信心。就贝蒂·布鲁斯而言，由于与她见面的机会少之又少，我永远也不指望还能有机会像之前那般重建我们牢固的友谊。

　　因此我心情沉重地放下听筒，十分清楚自己已经失去了一些十分重要的东西，这只不过是患上这种疾病需要付出的一部分代价而已。精神病患者常被人们视作犯罪分子。他们所遭受的监禁及其表现出的病症与犯罪分子有许多相似之处。因此，一旦他们重返社会，便也需要付出与之类似的代价。他们会发现，许多事情都已经不是原来的那般模样。如果拥有耐心与勇气，如果没有过大的时间与环境的压力，他们就能赢回失去的一切。

我的大部分皮肤上都遍布着刺伤、瘀伤及深深的擦伤。它们记录着我在逃亡过程中所遭受的暴力，以及一个极度渴望自由的灵魂无畏地拖着身躯翻越数千米崎岖山路的历程。然而，我却并未获得向往的自由，这段经历演变成了一场被迫离开我曾选择生活的地方的流亡之旅，它交织着新的孤独感，以及对于家人、孩子、栗子山旧居、诊所和为了挣脱韦斯特伯勒州立医院的束缚而不得不抛下的所有事物的渴望。

前路注定将更加艰险。我祈祷上帝能够赐予我力量与勇气来面对回程、面对郎博士与精神卫生部，面对我的朋友、医学注册管理委员会与我的诊所，面对见证了我上一次发病时的状况的人及仅仅道听途说此事的人。

那天晚些时候，我在开往达拉斯的火车上订到了铂尔曼酒店舒适的客房。此时，由于一直疲于奔波、皮肤发炎、因毒藤而造成的持续刺痛与瘙痒，我已经疲惫不堪。我在午餐过后登上火车，并于第二天一早抵达了达拉斯。

我打电话给父亲。他已经接到了我从医院逃跑的通知，因此，听见我的声音之后，他似乎松了一口气。当我出现在他的办公室时，他似乎很高兴能够见到我，在谈起我的这段出逃经历时，他显得十分体谅。

他对于我经历过的困境具有一定的了解，甚至似乎对于我所表现出的精神给予了赞赏。随即他打电话给母亲，高兴地通知她我已经回到了达拉斯。我与母亲通了电话，他们决定留我住在家里。父亲说我看起来状态不错，我似乎显得沉着冷静、情绪稳定。他似乎认为我比几年前更加冷静与稳定。

我已经在达拉斯住了两个多月。这段时间里，我放任自己变得相当懒惰。我已经养成了从午夜睡到上午十点或十一点，甚至是下午两点的习惯。曾经有一两次，我整整睡了一个昼夜。昨晚十点半前，我一直在记录自己在2月20日至7月8日期间的经历。

在达拉斯，我开始进行反思，苦苦思索已经发生并且无法挽回的事件。进餐后，我依旧觉得饥渴交加。判断与行为上的许多错误汇聚在一起，集结成了一群足以毁掉整个自我——包括其中善良、有用、可贵、忠诚的那一部分——的敌人。如何才能在不毁灭"好我"与"坏我"的情况下，将两者区分开来？

一阵强大的力量，一种能够从更乐观的角度看待事情的能力，一种超越耻辱、艰辛与所有失败并带着真正的勇气、耐力与坚韧坚持数月的能力。紧随其后的又是防御心，警告我不要从新的角度看待人与事；发掘往事中令人厌恶的一面的能力不断增强，那是迫使我对此深入思索的力量。

绝望——令思想与行动瘫痪，并能使永恒的睡眠成为我所追逐的目标与祈祷的内容的一种心境。我渴望拥有无法企及的东西，以及曾经属于我但却早已为人所夺的东西。我是身在异乡的异客，渴望能够回到自己的家庭，回到工作中与朋友间。

命运将会为我展开一幅怎样的画卷？无所事事地留在这里，浪费宝贵的时间，陷入我曾参与设计的陷阱？上帝啊，请将我从绝望中拯救出来吧，为我保留幸福且有意义的生活，让我远离毫无价值与无所事事，请给我一份工作、一个家庭和几个孩子。

上帝啊，前路究竟如何？我还将面临怎样的新困难、失望、悲剧与成功？幸福的青鸟当然会来了又走。上帝啊，我需要你的帮助。我还不想死。我还想追求新的目标，做出新的贡献。恳请你将我从现状所带来的破坏性影响中拯救出来。我必须借助新的活力、新的希望与新的信仰努力奋斗——我需要你的帮助。

上帝啊，最近发生的一连串事件带来了可怕的后果，我不知道它们代表着怎样的怪异含义。我诅咒自己走过的愚蠢路程。我感受不到它的意义所在，我已经迷失在其中。我在浓重的黑暗中失去了方向，手中并无明灯的指引。随后，我回到了现实，回到对于工作、疲惫、睡眠这种正常的一天及简单生活乐趣的渴望之中。

如果无法抗争，就必须抗拒心理、身体与道德层面的许多问题：懒惰、毫无效率、忧郁、绝望、失去力量，成为一个自由的囚徒，面对问题却又无法还击。亲爱的上帝，这是我所背负的最为沉重的十字架。我想回到可以无忧无虑荡秋千的年纪，重回战场。我再也不想无休止地等待，我想从这场放逐与流亡中解放出来。我祈祷，上帝啊，我祈求您给予我指引与宽恕。

请赐予我判断力、冷静、耐心、智慧与勇气。这种疼痛、这种痛苦、这种绝望将会增添我对于生命、世界及我自身的了解。

但是现在，我需要一个可以采取行动的机会，一个能够宣泄能量的出口。我被人囚禁、限制，无法去做我想做的事情。我不开心，但这并不重要。我想拥有我的工作、我的办公室、我的病人、我的生活与生活方式。

诚然，我心存恐惧，但我并非只能感受到害怕。然而，我觉得自己很容易沿着海岸线漂向茫茫大海，远离家乡，远离家庭与我爱着的许多东西。我会梦见它们，渴望它们，它们闪烁着异乎寻常的光辉。也许我有些思念过度，但说不定，我能在占据心头的某种职业中找到解脱。

在时间之海的疯狂洪流中出现了一个转折点，翻涌起的波浪卷走岸上凸起的岩石。

流亡

失业

离婚

官司

逃亡

财务

我们究竟在寻找什么——快乐、命运、满足、爱，亦或是自由？我们试图纠正错误、帮助他人，过上丰富而完整的生活。看透命运，却又不得不向它低头，无疑会令人痛苦。所以人必须努力奋斗才有资格享受幸福。不去尽力完成命运给出的试题，就无法享受真正的快乐。我们需要付出痛苦与辛劳的代价，才能有所成就，而所得的奖赏就是舒缓压力、获得成就感。

我必须变得更加活跃。我必须更加努力、更加拼命地奋斗，如果不是更为勇敢的话。

记录，没错，我每天记录的内容越来越多——梦想需要实现、事业需要完成、胸中需要重燃起烈火。

我追寻的目标之一就是以一种可读、清晰、迷人的笔触进行写作。我必须学会写作，然后从中找到我想表达的内容、想写的故事（或书籍）、想要赋予生命的人物，以及想要付诸行动的精神力量与智力。

前路必定漫长、崎岖、狭窄、蜿蜒并且令人眩晕，就如同我已经走过的道路一般。瞧，1944年的冬天，好运在几分钟内耗尽，那个背运的短暂时刻使我在余生背负了许多心灵上的负担。我不会去预测未来，也没有这种能力，但是，我必须尽可能地进行猜测，并接受力量与事实的指导。

不知何故，我一直自信地坚信，我的个人命运具有一些超越了我能在过去或未来所感受到的奇怪的意义。这种存于心间的微弱信心让我一直渴望能够活下去，这种渴望击败了另一种渴求——死亡——并帮我逃离了这个将我视作奴隶、仆人与囚犯的世界。

我相信命运，相信幸运和不幸也许是生活与死亡这项伟大计划中的一部分。仅仅几个月前，我因为进入了一个异乎寻常的胜利、成功与幸福的阶段而感到欢欣，随后，灾祸的漩涡便突然出现。痛苦与挫折超出了我的想象——在乡村俱乐部被警察押走时的彻底失败——那是段痛苦的记忆。

大段大段的阴暗回忆涌上心头，疯狂地旋转，包裹、吞没了意识。执照被撤销、乡村俱乐部中的每件物品与每个角度及每一寸耻辱，都在最令人无法忍受的幻灯片中被放大、被展现，在强大的显微镜下被审视——

富新汉姆博士及夫人及我的朋友们在一旁冷眼旁观。

拐角处的警察。

海伦·韦伯斯特，我将头靠在她的肩上。

我们一起走向吧台，她吻了我。

"佩里的所有烦恼都与性有关。"

我将双手背到身后，被冷凉的手铐铐住。三位便衣警察。三位州警。

我绕着圈子跑。我坐在富新汉姆博士及其夫人的桌子上："他们要带我去韦斯特伯勒。"

走廊上，诸位朋友在与警官交谈并且聊了很久。

我穿过走廊，进入主客厅，找到了海伦。

我坐在后排两位州警的中间，手被铐在身后，两名州警坐在前座，通往韦斯特伯勒的旅程极其漫长。我抽了几支烟，很少开口说话。我陷入了恍惚，我震惊得无以复加。

故事慢慢铺陈开来。沿着设定的情节不断发展。一个登上生活舞台的角色，似乎在被他无法理解的怪异的强制力驱使着前行。

太多事情发生得太快，太多的事情永远留在了记忆之中，太多的内容在记忆的长廊中久久徘徊。

生活沿着奇怪的道路前行。只有在极为有限的程度上，我们才是自己灵魂的飞行员，是主宰自己生活的船长。

第二部分

岁月的回声

第十五章

1939年12月，父亲带着我骑在他最喜爱的马儿——维京身上。当时，我只有21个月大。

父亲被带往韦斯特伯勒的那一天，我几乎没有什么记忆。我当时还不到6岁，妹妹凯瑟琳只有4岁。从小孩的角度来看，这一天与往常并无不同。

在丽兹酒店与乡村俱乐部见过父亲之后，我们便回家吃饭。母亲并没有提到那天下午究竟发生了什么。第二天早上，我和妹妹起床、穿好衣服、吃完早餐、出发去上学，继续我们的日常生活。

在接下来的日子里，我过了很久才注意到，父亲这次离家的时间比以往都要长。我已经习惯了他不在身边的生活——他是一名医生，母亲总是告诉我，医生需要长时间工作。他身材魁梧、肩膀宽阔、拥有一头泛着红色的金发与生动的棕色眼睛。他浑身散发着魅力——房间的四壁似乎永远也装不下他。

我十分渴望他能够回家。

母亲是一位苗条的黑发女性。她常常心神不定地在屋子里四处走动，很少会停下来专心倾听我们讲话。当我询问父亲的下落时，她停下了脚步。

"哦。他走了。"她挥了挥手。

接下来的几周与几个月里，母亲一直对此保持沉默。在她嘴里，父亲只是"走了"，每次我问她时，她都会摆出这种姿势挥挥手，仿佛他凭空消失了一般。我不知道他被关进了精神病院，也不知道她已经提出了离婚。虽然她有意回避这个问题，但我觉得她的出发点是好的——她们那一代人从不会与孩子们讨论难题——她觉得父亲的"麻烦"是成人应该处理的问题，不适合说给孩子们听。

6月，放假之后，我们像往常一样去了缅因州的门罗维尔。我的姨母在凯尔萨湖边有一幢避暑别墅。我们在这里与一大群姨妈和表兄弟度过了整个夏天。7月8日，父亲从韦斯特伯勒州立医院逃走时，我们正在缅因。

到那年夏天为止，父亲已经离开我半年之久。我已经到了开始质疑一切、想要解开一切谜团的年纪，但是我能够得到的信息太少，根本无法拼出任何画面。母亲仍旧告诉我，父亲只是"走了"。这个残忍的解释却留下了"他也许还会回来"的可能。

我继续等待。每个周末，当同伴们的父亲从市区过来时，我也希望自己的父亲会在下个周末出现。

开学时，我们回到了栗山。9月，我的成绩报告单显示，我正在学校里苦苦挣扎——"在学校的大部分时光中，咪咪似乎都很开心。不过，任何新的状况都会令她感到不安。最初几天，吃午餐的时候，以及护士第一次对她进行检查的时候，她都会突然流泪。"

1945年3月9日，是我的7岁生日。母亲在家里为我举办了一场小型派对，我邀请了8位朋友。我们全都穿上了盛装。客厅里装饰着圣帕特里克节①的饰品。我们前往邻近的农场去看动物，回到家中玩蒙眼睛贴鼻子的游戏。很久以后，我从父亲的病历中了解到，就在同一周，父亲从达拉斯返回波士顿，闯入我们的车库，开走了我们的汽车，并砸烂了拘留他的警察局。

因为母亲，我们的日常生活一如往昔地受到了严格的限制，这些日子的中心依旧是学校、体育运动与朋友。我记得，我们的生活在1946年前波澜不惊。那年春天，一个陌生人走进了母亲的生活。他是波士顿一家石油家族企业的执行官。

起初，我很欢迎他的出现。他对我和妹妹十分殷勤，在他的面前，母亲的情绪也会好转。那年夏天，当他与我们一同前往缅因州度假的时候，对于能够见到他，我感到十分高兴。我忙着自己的事，完全没有注意到他与母亲的关系已进展到了何种地步。

1946年10月4日，他们举行了婚礼。只有7位亲友参加了这场小型仪式；花童就是我和妹妹。当时，我只有8岁，对此只残留着依稀的印象，不过，塔夫绸制成的裙子所发出的沙沙声与栀子花

---

① 为纪念爱尔兰守护神圣帕特里克而形成的一个节日。

的香味依然留在了我的记忆深处。

同年秋天，新婚蜜月过后，我们离开了曾与父亲一同生活过的克洛夫利路的旧居，搬进了伍德兰路附近的一幢房子。

私下里，我开始变得越来越暴躁。一位世交曾将我的继父描述为一只"矮脚鸡"。这个比喻十分形象——尽管身材矮小，但他在屋内大摇大摆走路的模样明确昭示着他在家中的主宰地位。

我不愿与他进行任何互动，拒绝遵守他提出的最微小的要求。每晚睡觉前，母亲都会要求我向他道一声晚安。我完全不想这样做，我会踩着脚下楼，站在起居室门口含糊地挤出一声"晚安"，然后转身飞奔回楼上。

母亲的再婚点燃了深藏在我心中的忠诚的火焰——尽管只与父亲共度了我人生中最初的6年，但是，我与他之间已经结成了永久的亲密纽带——我还在等待他的归来。

事实证明，我的继父严厉且不友好。他养了许多狗，一旦我令他感到心烦意乱，他就会像呵斥狗一般对我吼道："当心了！"他不喜欢能让人回忆起母亲之前那段婚姻的东西，因此，只要我们提起或是讨论与父亲有关的事，他都会表现出不悦——他希望我们都能抹去与他相关的记忆，仿佛他未曾出现过一般。

回头想想，我可以感受到母亲坠入了爱河，至少，她在继父的身上找到了无法在第一段婚姻中获得的安全感。但是，当时，我的成绩单显示，我在各方面均出现了问题：

1946年12月13日——咪咪今年心事很多。她正在经历一段困难的调整期。她显然十分混乱与忧虑。最明显的后果就是注意力不够集中。她无法在学业上集中精力。

她在与几个孩子共同完成一项任务时表现更为优秀。但在接受单独辅导的时候，她会很快陷入自己的世界之中。由于咪咪没有取得更好的成绩的动力，因此，她很难实现更大的成就。她需要较长的时间才能度过调整期。

——

我继续向母亲追问有关父亲的事情。我不停地问她"为什么"。最后，她告诉我父亲"病了"，并提到了"狂躁抑郁性精神病"。我不理解这个词的意思，而母亲则拒绝解释。

母亲再婚后，我仿佛变成了孤儿。继父对母亲有一种很强的占有欲，她也急切地想要取悦他。两人常常外出参加社交或商业活动。每年2月，他们都会前往加勒比，将新英格兰的冬季甩在身后，希望能够缓解继父的哮喘。

我和妹妹通常都会留在家中。在情人节和复活节的时候，我们会收到母亲在出发前写好的贺卡，上面只写了一个词"妈妈"。

一年冬天，母亲和继父旅行归来。女管家的丈夫，即家中的司机开车去机场接他们。在回家的路上，他提醒母亲，不要指望我会热情地欢迎她回家——"咪咪已经不再是以前那个令人愉快的小女孩了，"他解释道，"她变成了冰雪公主。"母亲后来对我说起了这件事，并强调说，在那一刻，她决定"放弃我"。

1948年6月，我小学毕业，进入了比弗乡村走读学校。老师很快发现，我很难专注地倾听别人讲话，而且注意力不集中。校长认为，所有行为不端或成绩偏低的学生都应该接受儿童心理学家的咨询。我被几次送往这类医生的诊所，希望能够借此改善我在学校中的表现。第一位心理学家的办公室位于波士顿灯塔街一幢老旧的赤褐色砂石建筑之中，我去过那里两次，每次我都坐在椅子上一言不发。我记得自己为此感到相当骄傲。

第二位心理学家在医院工作。我依旧全程保持沉默，很快便再也不用去那里了。

沉默继续将我层层包裹起来。在我成长的过程中，父亲的许多朋友——包括一些对他实施过治疗的医生——都住在附近。他们的孩子都是我的朋友，我经常会去他们家中玩耍，但是，我不记得有人曾提起过我的父亲——出于对母亲的尊重及当时的社交礼仪，没有人吐露过半个字。

——

1951年5月，母亲再婚5年后的一天，她在早餐时宣布了一则令人吃惊的消息。

"今天下午，你爸爸会来看你。"

我尽力琢磨着这句话的意思。那时我已经13岁，将近7年没有见过他了。

"下午晚些时候，我会打电话给学校，"母亲继续说道，"他们会送你回家见你爸爸。"

我默默地点点头。我希望自己能够认出他来。尽管我深深地记得他的存在，但是我们已经许久未见，而且我也没有他的照片。

吃完早饭后，我步行去附近的学校上学。上午上课的时候，我焦虑地等待着下午的到来。与妈妈承诺的那样，学校通知我直接回家。那是一个明媚的春日，我搭着外套，穿着整洁的格子裙、一件白色衬衫和一件织着缆绳状花纹的海军蓝毛衣。

我沿着学校的车道，将左手边茂密的树林与右手边的网球场甩在身后。也许我应该怀着能愉快地与父亲团聚的期待飞奔回家，但是，一种莫名的不情不愿的感觉却抑制住了这种冲动。我极其踌躇，甚至在走到车道中间时就不愿再迈出一步。我想走回教室，但是我知道，老师只会再次将我送回家，因此我强迫自己继续向前走。

几分钟后，我回到家中。我将外套挂进衣柜，随后马上跑回楼上自己的房间，将书扔到床上。我转过身，来到走廊的窗户前等待。片刻过后，一个穿着西装、戴着帽子的男人走到门前。门铃响了，母亲喊我的名字。

我下楼走进客厅。穿西装的男人坐在母亲身旁，继父则站在壁炉前面。他已经摘下了帽子，我见到他棕色的头发按照当时流行的时尚梳至一边。深色的西装套在他高大、宽阔的身体上，显得有些空荡荡的。我突然认出了他——这就是我的父亲。

我不记得自己当时是如何欢迎他的了。我猜，我们拥抱了对方——更有可能我们只是相互盯着。我只记得父亲跟在我身后进了我的卧室。上楼之后，我自豪地向他展示我的房间。这间房子之前的主人是一位心脏病学家，我的卧室曾经是他的图书馆。我带他参观了我最爱的阳台——那里是我的避难所，我可以从那里俯视屋后的露台。我给他看了用胶条粘在衣柜门后的信件，其中包括叔叔菲利普——他的兄弟——从得克萨斯州寄来的一些。

我们坐在床上聊天。随着时间的流逝，谈话的确切内容已经渐渐模糊，但是，我仍然记得他在身边时带给我的非凡感觉。我知道他不属于这间房屋，但是与此同时，他又带给我一种完完全全的熟悉感。他很快就起身告辞，静静地走下楼梯。我听见了前门关上的声音。

第二天，我在楼上做作业时听到楼下传来人声，似乎发生了什么混乱。我走到走廊的窗户前向下看。父亲正跌跌撞撞地向外走去。他依旧穿着昨天的黑色西装，但是今天，衣服已经变得皱巴巴的了。他走到路边坐了下来。我观察了他一段时间。他似乎完全变了一个人：垮着肩膀、没戴帽子、双手抱着头。要是我的经验再丰富一些，也许就会发现他喝醉了，但当时我并不理解他为何会这样做。

过了一会儿，我离开窗户。等我再次望向窗外的时候，他已经走了。从此，我再也没有见过他。尽管如此，我们在卧室中聊天的时光，甚至是窗外那短暂的一瞥，都加强了我们之间的联系，这种感觉一直陪伴我走到今天。

———

时光如水，我却始终对父亲的不在身边心存疑惑，也从未有人为我解答这些疑问。我尽可能忽略这个反复出现的问题，努力恪守母亲的"沉默守则"。

那是20世纪50年代。"你性子真倔"，是当时所有家长与老师对我的口头禅。只要心头浮现出任何与父亲相关的迷惑，我就会将它们推到一边，强迫自己让大脑变得一片空白。这种做法需要付出代价。十几岁时，我始终处于一种游离于世的状态。我发现，留意与记住信息尤其具有挑战，因此，我接受的教育漏洞百出；我的情感生活也同样千疮百孔。

1953年，母亲和继父认为，寄宿学校或许更适合我，于是我被送到了康涅狄格州米德尔伯里的一所学校。在这里，我收到父亲寄来的唯一一封信。那时，我18岁，正在念高中。信寄到了我们在栗子山的旧址，母亲没有拆开而是直接转寄到了学校。我迫不及待地拆开，信里附了一张伊莲·斯图沃特的照片。

伊莲是当时一位深受欢迎并且非常性感的女演员。父亲在信中附了一张纸，说她看起来很像我。我知道，这封信的语气和内容对我来说都极不合适。我将信撕得粉碎，沮丧地将它们扔掉。不久之后，室友便发现我蜷缩在衣柜里哭泣。

——

3年后，我从索菲学院毕业，在坎布里奇担任哈佛大学教育研究生院院长办公室的秘书。对我来说，那是一段幸福的时光——我喜欢这份工作，更喜欢刚刚获得的自由与独立——我与三位女性朋友在马尔堡街合租了一间公寓。朋友们已经开始成双成对地出入，而后各自结婚。我知道，自己很快也会步她们的后尘——所有人都感觉生活才刚刚开始。

1959年5月，大学毕业一年之后，我接到了母亲的电话。

"你爸爸死了，"她开门见山地说，"你马上去得克萨斯参加他的葬礼。"

她的话令我感到震惊，我照做了。我挂断电话，开始准备：从衣架上抓起衣服，把各种物品塞进行李箱。我一直思念着的父亲已弃我而去——这一次是永远地离开——而我刚刚莫名其妙地被要求参加他的葬礼。我知道，与试图理解这种状况相比，收拾行李要容易得多。

早上，尚未大学毕业的妹妹与我在洛根机场汇合，我们一起飞往达拉斯。由于对现状我们都是一头雾水，两人一路无语。母亲的阿姨——我们的姨婆玛莎就住在达拉斯。她在机场接上我们之后，便将我们带到了她的公寓。

第二天早晨，我们开车前往教堂，参加父亲的葬礼。

他的讣告刊登在了那一周的地方报纸上，不过我在许多年以后才见到它。

佩里·贝尔德博士的葬礼定于周四举行

达拉斯本地人、国际知名的皮肤科医生小佩里·科萨特·贝尔德博士的葬礼将于周四上午11时30分举行。

贝尔德博士于周一在密歇根州底特律市的一家酒店逝世，享年55岁。由于工作需要，6周前他搬去了底特律。

他曾就读于达拉斯公立学校与南卫理公会大学，毕业于得克萨斯大学，并获得了包括优等生联谊会会员等在内的荣誉称号。

后来，他前往哈佛大学医学院深造，并在毕业时获得了当时毕业生能被授予的最高荣誉。

除了开设私人诊所外，他也曾在马萨诸塞州波士顿市的彼得·本特布里格姆医院工作，并担任哈佛医院的皮肤病学顾问与教师。他在波士顿生活了大约20年。在此期间，世界各地的人们纷纷前往波士顿寻求他的帮助。

10年前，贝尔德博士退休后回到了达拉斯。他是波士顿众多福利俱乐部与私人俱乐部的会员。

遗属包括他的两位女儿，现居波士顿的咪咪·贝尔德小姐和凯瑟琳·贝尔德小姐；两位兄弟，现居路易斯安那州明登市的詹姆斯·贝尔德与达拉斯的李维斯·贝尔德；一个妹妹，现居乔治亚州的亚特兰大市的小W.O.威廉姆森夫人；他的母亲，现居达拉斯的佩里·贝尔德夫人。

丧礼仪式在一个小教堂内举行，不过，除了得克萨斯的亲戚在见到我们时表现得喜出望外之外——尽管这是一个悲伤的时刻——我对于在达拉斯逗留的这两天并无多大印象。

自从15年前父母离婚以来，我们就已经与父亲的家庭疏远起来。在接下来的几天中，我们不断地被介绍给陌生的亲戚。尽管我们显得十分困惑，但是，祖父母、阿姨和叔叔们都满怀坦诚的爱与热情接待我们。不论走到何处，人们都会聚集到我们身边拍照。

那时，我的祖母已经是一位身体虚弱的老人，但她在见到我们时表现得尤为高兴，不断搂抱我们。显然，团聚对她而言意义重大，真希望我当时已经足够成熟，能够明白个中缘由。

佩里一直是她最疼爱的儿子，许久未见的孙女出现在他的葬礼上，一定给予了她极大的安慰。原本，我们可以重新与祖母建立起联系，但事实上，这是我们最后一次见到她——父亲过世3个月后，她也因为心碎追随他而去。

第十六章

　　葬礼结束之后，我和妹妹飞回波士顿。第二天，我回到了之前的生活，而妹妹则继续她的学业。在接下来的几周里，我抛下了对于父亲之死的疑惑，将注意力转移到了自己的工作与社交之中。

　　很快，我就订婚了。那是1960年，当时，我与许许多多的年轻女性怀着同样的梦想：我想要成为一位妻子，组建自己的家庭。

　　婚礼前几周，母亲将我拉到一边。

　　"不必担心，"她告诉我，"你父亲的病不会遗传，你的孩子们不会有事的。"

　　我难以置信地盯着她——我从未想过父亲的病也许会遗传。我对躁郁症没有任何概念——从来没有人与我充分探讨或解释过这种疾病。我从未想过要去医学词典中查一查这个词；这个话题对我而言完全是一项禁忌。

"谢谢你，妈妈。"我答道。谈话就此结束。

1961年和1963年，一双儿女出生之后，我便把重点完全放在了孩子们的身上。我关注着他们每天的成长，为他们所取得的点滴进步而欣喜若狂。

当我从他们早期的童年中抽身之后，才再次为围绕在父亲身上的谜团而感到困扰。我知道，自己所了解的家族史并不完整。因此，我觉得自己在某种程度上是不完整的。许多年前，在克洛夫利路的那幢房子里究竟发生过什么？父亲到底去了哪里？为什么我们从未去探望过他？母亲现在应该不会再隐瞒一些基本信息了——我已经成年，也有了自己的孩子。

但是直到1969年秋，我才鼓起勇气拨通了她的电话，告诉她一直压在我心底的一些事，我想去拜访她，和她谈谈有关父亲的事情。我特意去了佛蒙特的伍德斯托克，来到了她与继父共住的乡间家园。当时母亲已经五十多岁，缕缕银丝开始出现在她的发间，但是她依旧很难坐下来安静地倾听，倒是宁愿紧张地走来走去。我抵达的那天下午，我们坐在门廊外欣赏阿斯切尼山的美景。

当时，正值秋高气爽。

"妈妈，我想问你一些有关父亲的问题。"

她本能地望向通往客厅的纱门，试图确定继父是否能够听见我们的谈话。

"他离开我们之后发生了什么？"

"你父亲生病了，"她一直在用这些话搪塞，"他患有躁郁症。"

"我知道。可是你没有探望过他吗？他在哪里？"

"你父亲……不容易见到。"她慢慢地答道。

我可以看到继父正伸长脖子透过纱门望着门廊这边。母亲在座位上焦虑不安，仿佛盼望着这场审问能够早些结束。

"医生是怎么说的？"我问道。

"我真不记得了。"她不耐烦地说道。

同时，继父出现在门廊的另一侧，开始——极其令人难以信服地——重新叠放堆在室外壁炉附近的木材。看来，他是决意要打断我们的谈话，对此我很是惊讶。不过，我并不打算放弃。

"妈妈，你有没有想过带我去探望他？"

"也许我带你去过，"她回答，"太久远了。你怎么能指望我还记得那时候的事情。"

"我觉得我应该知道。"

继父从门廊的另一侧转过身。

"格雷塔，"他叫道，"外面越来越冷了，我想你应该进屋了。"

谈话就此结束。妈妈一声不吭地走进了房间。

......

母亲之所以保持沉默，并不仅仅是因为固执。事实上，自童年时代起，这个心结便已深深扎根在她的心间——她不仅嫁了一个躁郁症患者，她的父亲也患有同样的疾病。

在我高中毕业时，她偶然提到过，她的父亲亨利·吉本斯也曾是躁郁症患者。

"在我10岁那年，他就已经离开家了，"她告诉我，"你外祖父在宾夕法尼亚的诺里斯敦医院度过了余生。"

长大后，他们一直告诉我，外祖父早已不在人世，外祖母寡居多年。从未有人提起过外祖父，就仿佛他未曾在这个家中出现过一样。而现在，我才从母亲那里了解到——在我大部分的童年时期，外祖父亨利都好好地活在这个世上，只不过是被关在了一家精神病院里。

换句话说，母亲与我之间有着一条不言而喻的非凡纽带——

我们的父亲都患有精神疾病，并因此离开了我们——这原本也许可以使我们更加紧密地联系在一起。

但事实却恰恰相反。母亲拒绝谈论发生在父亲身上的事情，因为她的童年经历再次重演——她的父亲亨利被"藏"了起来——因此我父亲的事情也必须被掩盖起来。

事情就应该这样处理，沉默也是一种遗产。

……

即使如此，随着岁月的流逝，我仍然希望能够与母亲就此进行沟通。我会时不时暗示她，但依旧无济于事。同时，妹妹效仿了母亲的做法——凯瑟琳对于过去完全不感兴趣，父亲被带走时，她还在蹒跚学步。对她而言，他从未在她的生命中留下过什么印迹，仅此而已。

可我不同。我记得和父亲一起呆在联邦大道他那间医生办公室时的情景，空气中充满着无菌仪器的熟悉气味；我记得他自豪地为穿着女牛仔服的我拍摄照片时的情景，那套衣服是奶奶送给我的生日礼物。

在另一段记忆中，我记得自己走上楼梯，来到父母卧室旁的小浴室中寻找他。当时，他刚刚淋浴结束，在腰身上围着一条毛巾。对我来说，他就如同童话中的巨人一样高大。关于父亲的回忆闪着道道亮光涌上心头。

……

继父去世后，我们卖掉了伍德斯托克的避暑别墅，搬到了佛蒙特的这个村庄，我十分喜爱这里。那是1979年，我的孩子们已经长成了青少年，我决定重新开始工作。我在康涅狄格河对岸的新罕布什尔州的一所教学医院申请了一份工作，开始了初级秘书的工作。几个月后，我被聘为整形外科办公室经理。

为了准备搬到佛蒙特州而收拾行李的时候，我找到了当年上大学时母亲交给我的一盒属于父亲的物品。其中包括他的几本旧书、相册和其他纪念品，如两只银制保罗·列维尔碗，那是他为了纪念自己获得马术比赛的胜利而专门刻制的。此外，还有他送给母亲的金饰针。盒子中还有两只锡桶，里面装着标有"佩里与格雷塔的婚礼，1931年"字样的自制影片。

由于假期即将临近，我决定将这些老片子转成VCR，这样，我就能将它们作为圣诞礼物送给母亲。我以为婚礼电影会给她带来惊喜，也许能促使我们进行一些极为必要的讨论。

在寄出录像带之前，我坐在客厅里欣赏这段影像。颗粒状的黑白镜头清晰地显示出父母婚礼当天的情景：

他们并肩站在迎宾队列中，在黑色背景的映衬下有如鬼魅。少女时代的母亲浑身洋溢着爱与兴奋的气息，高大的父亲满脸骄傲，但似乎有些茫然。在视频临近结束时，父亲弯下腰给了母亲一个深深的长吻。看到这里，我屏住了呼吸。

当天晚些时候，我将录像带放进盒子，满怀期待地寄给了母亲。我告诉那些将与母亲共度圣诞的家人，在播放录像前，不要向她透露录像的内容。

后来，我了解到，当母亲意识到这是她的婚礼录像时，便起身离开了房间。再也没有人提起这卷录像带。此后，我决定，再也不在母亲的面前提起父亲的名字。

……

10年之后，我才听到有人提起他的名字。我依旧在医院工作，每天置身于医生和护士之间，觉得自己的工作很有意义，同时也很感激那里的医疗环境。

1991年10月，一个明媚的秋日，我按计划准备参加医院新大楼的开幕式。我们刚刚搬进大楼，正在进行庆祝。

招待会那天，我心情很好。我一连几周都不在办公室，因此当天下午大部分时间都在跟同事们八卦部门内的最新消息。后来，我开始与整形外科的雷德福·坦泽医生聊天——新大楼便是以他的名字命名的。我曾与坦泽医生共事过一段时间，一直十分敬仰他。他现在大约已经85岁了，眼睛里依旧闪烁着同情与智慧的光芒，一定有许多病人因此而感到放心。

在我们简短的谈话中，我告诉坦泽医生，我的父亲也是一位医生。

"你父亲叫什么名字？"他问道。

"佩里·贝尔德。"我答道。

坦泽医生看着我，没有作声。

"我认识你的父亲，"他静静地说道。"我们一起在哈佛大学医学院求学。"

在他的声音中，聚会的噪音似乎渐渐褪去。

"我是1929年毕业的，比他晚一年，"坦泽医生继续说道，"我们都在波士顿的圣博托尔夫参加过讲座。"

这是我的一生中第一次有人以这种方式提起父亲，就仿佛他是一个实实在在的人，曾经在哈佛求学、去俱乐部听讲座、与人熟识。片刻之后，坦泽医生被引荐给了另一位客人，我没能从他那里获取更多关于父亲的信息。尽管如此，这次短暂的交流却对我的生活产生了深刻的影响：它证实了我的感觉，我对早年生活的感知中缺少了极其重要的一块。

接下来的那个周一，我将这段巧合告诉了医院里的另一位外科医生，莫兰医生。莫兰医生问了我一些问题，我告诉他自己所知甚少。尽管母亲对第一任丈夫的事情一直缄口不语，但是，她却为他与哈佛大学医学院及麻省总医院之间的联系而感到自豪——她曾告诉过我，沃尔特·坎农医生曾是父亲的导师之一。莫兰医生回应说，坎农医生是20世纪最重要的生理学家之一。

一周后，莫兰医生走进我的办公室，手里自豪地举着一个大号的马尼拉信封。他解释说，上周末，他去波士顿参加了一场会议，并决定在哈佛大学医学院的康特威医学图书馆中寻找有关我父亲的痕迹。结果，他在沃尔特·坎农的档案中找到了父亲寄给坎农医生的信件，以及坎农医生回信的副本。令人难以置信的是，即将退休的图书管理员依旧记得我的父亲，当时他拒绝收取信件的复印费。

我十分感谢莫兰医生。

当晚，我坐下来翻阅信封中的几十页信件，大部分信件都是机打的，不过有几封是父亲用圆圆的字体手写的。翻阅信件的时候，我的目光停在了一个信头上：栗山，克洛夫利路32号——许多年前，我就曾与父母一起住在那间白色的小板房中。

我想象着父亲坐在家里的书桌旁写信时的样子——一位前途无量的年轻医生给当时最为知名的医学权威写信。最早的一批信写于1928年，当时，父亲是坎农医生的研究助理。两人探讨了父亲的事业、他应该寻求的职位，以及如何推进自己的研究。

信中重复出现了麻省总医院医疗科长詹姆士·霍华德·米恩斯医生的名字。因此，我决定前往哈佛大学康特威图书馆查阅米恩斯医生的档案，看看是否能够找到更多父亲的信件。

康特威图书馆坐落在波士顿郊区一幢现代的混凝土结构中。步入其气势磅礴的入口时，那里安静的庄严感令我感到了深深的震撼。我向图书管理员提出了我的要求，看着她消失在两扇厚重的木门之后。不久，她带着装有父亲与米恩斯医生之间通信的文件夹回来了。

我坐在长长的木桌旁，坐在学生与研究员之间一页页地浏览着这些信件。从20世纪20年代初到20世纪40年代末，两人一直在通信。我可以确定的是，米恩斯医生的口吻与坎农医生十分相似：

他们对这位年轻的门徒极其温暖友善，语调充满鼓励。

"性格最好的一个人，"1933年，米恩斯医生在给父亲的推荐信中这样写道，"正直、真诚、无私、聪颖、讨人喜欢、极其忠于朋友和原则。他的诚实无可指摘。毫无疑问，贝尔德医生是一位能力超群的内科医生。"

阅读信件的时候，太阳璀璨的光影泛过页面。父亲的故事在沉默中渐渐浮出水面。

第十七章

这些信件让我胆量倍增。几个月后,我打算参加在得州达拉斯举行的一个整形外科会议。到时候,我要去拜访我的叔叔菲利普。我只知道他住在达拉斯,但是却没有关于他下落的任何具体信息。

一到酒店,我就翻开电话簿寻找他的名字。我担心如果不立即给他打电话,我就会失去勇气。电话簿上一共有三位菲利普·贝尔德。我很快拨通了第一个电话。一个女人接起电话。不,她从未听过我的名字。我又拨通了第二个号码。电话那头的人显然不是我的叔叔,我很快挂断电话。我本来打算放弃,可最终还是决定尝试最后一个号码。

"你好。"电话那头传来一个声音,那正是缓慢的得州口音,

"好"字的尾音拖得很长。我立刻认出了他的腔调。

"你好，我是咪咪·贝尔德。"我说道。

叔叔立刻说道："你为什么不回信？"

我感到一阵羞愧。小时候，菲利普叔叔曾给我写过几封信。我把它们贴在了衣柜门的内侧，那里是我存放宝藏的秘密地点。这些信件对于我来说弥足珍贵，因为那是我与父亲之间的唯一联系之一。只是我不知道该如何回复，因此从未给他写过回信。四十多年来，叔叔一直在等我的回信。

我诚实地告诉他，我并不知道原因，只是没办法写而已。

"我太年轻了，"我说，"真希望当时能够给你回信。"

我们约好，第二天在我入住的酒店见面。

在大厅等他的时候，我试图想象他的模样。我们一定在父亲的葬礼上见过，但是，我已经想不起他的模样了。他长得像父亲吗？

几分钟后，一位穿着白色宽松短裤与褪色的蓝色运动衫，头发相当凌乱的老人出现在大堂的另一侧。在我的记忆深处，我记得菲利普叔叔会打网球。于是，我站起来向他走去。

"菲利普叔叔？"我问道。

他立刻走过来抱住我。

我们走进大厅旁的小咖啡馆坐下。显然，他对于礼貌性的闲聊并不感兴趣。

"你的母亲忽略了她作为妻子的责任，"他皱起眉头，"她抛弃了你的父亲。"

尽管对母亲的行为持保留意见，但我依旧迫不及待地想为她辩护。我知道，为了能使父亲留在私人精神治疗机构接受治疗，祖母玛莎支付了相当大的一笔费用。我告诉菲利普我的母亲必须为两个孩子着想。

"你的母亲离婚后，我们不得不承担起所有责任。"他回答说，"一切都落在了我们身上。"

菲利普解释说，他和妻子以及父亲年迈的父母必须肩负起照顾父亲的重任。

"你的父亲接受过脑叶白质切除术，"菲利普告诉我。"此后，他几乎无法独立绑鞋带。我们不得不为他做好一切——替他刷牙、系腰带——他再也不是以前的佩里了。"

我记得有一次曾听周围的大人们提到过脑叶白质切除术，但却并不清楚那到底是什么。

菲利普告诉我，手术后，父亲需要通过药物来促进康复。但是，服下大量药物会令他昏昏欲睡，如果忘记服药，他的病就会突然发作。

"即使进行了脑叶白质切除手术，他仍然会陷入麻烦，"菲利普回忆道，"尤其是在喝酒之后。我常常会被叫去将他从酒吧间的打斗中拉出来，或是去警察局将他领回来。"

我觉得，他一直在等待着把父亲的故事告诉我的这一天，正如他一直在期待我的回信一样。

"也许，我还能找到一些办法进行补偿。"我无奈地说。

他很快便起身离开了。在拥抱互道再见之后，他向我提供了最后一条信息。

"你的父亲曾写过一本书。"他在纸巾上画下一串数字。

"这是你表弟的电话。"他解释道，"我的儿子兰迪。手稿在他那里，给他打电话吧。"

我陪着菲利普走到他的车边，看着他开车离开，我将表弟的号码握在手心。

……

当晚，在结束会议相关的工作之后，我回到酒店客房，拨通了表弟兰迪的号码。他接起电话，我介绍了自己。我们未曾谋面，也从未交谈过，但在通话期间我们却聊得轻松而热情——也许双方都想弥补我们错过的时光。

我了解到，兰迪住在奥斯汀。在接下来的两天中，我们尽可能地保持通话，互通双方家庭相关的信息。最后，我提到了父亲的手稿。

兰迪说，几年前，他从菲利普叔叔的家里救下了这些手稿。

"我的父母不想要这些手稿。以前曾有一份打印稿，不过很久之前就不见了。"

手稿装在一只老公文包内，尘封在他的车库里。

离开达拉斯的前一天，表弟打来电话来告诉我，他和妻子凯伦商量之后，觉得这些手稿应该属于我。

……

几周后，我下班回家时，发现门口摆着一只寄自奥斯汀的大纸箱。我立刻给兰迪拨了电话。

"我们很高兴，"兰迪的妻子凯伦告诉我，"最后，它们找到了自己的归宿。佩里的女儿拿到了他的手稿，而我们只不过是手稿的看护人而已。"

手稿完全处于乱序状态。我尽量去理解他所写的话。前一页他还在丽兹酒店吃早餐，下一页他已经被医院警卫强制限制了自由。如果这些手稿是解开围绕着父亲的谜团的关键，那么，它们绝对不会轻易透露自己的秘密。

我扫视每一行，寻找关键词，根据主题将它们进行分组，试图按照某种顺序将它们匹配起来。显然，许多内容写的都是他被关在韦斯特伯勒时的情景。我学会了去寻找他曾经呆过的每间病房的名字，然后便是他被转院至保尔贝塔的证据。

我找到了家里那些老友的名字；我母亲的名字——格雷塔经常出现在手稿中。我开始熟悉事件发展的顺序，并且可以根据人名、事件与地点将手稿进行分类。

父亲的笔迹也为我提供了指导。在一些页面上，他的字迹一丝不苟，每一页都画了许多直线。在其他情况下，他的字体变得很大，开始变得越来越不整齐，纸面上沾染着黑黑的污渍。

在接下来的几周内，我继续按照暂定的时间轴重新排列手稿，一摞摞稿纸在厨房四周铺了一地。因为父亲经常反复撰写同一个段落，而每次都会出现少许不同，所以，整个过程极其复杂。

我继续工作，试图恢复手稿原先的顺序。我一直在寻找线索，重组故事，但却完全不知道最终呈现在我面前的会是一个怎样的故事。

一天，在阅读手稿的过程中，我发现了一个之前从未留意的单词。

咪咪。

我读完了整页。父亲写的是他住在丽兹酒店的事情。母亲带着我和妹妹一起去了他的房间。但她没有坐下来，而是打算立即离开。接着就是下面这段话：

大女儿咪咪站在我身旁。

"我想和爸爸待在一起。"她说。

见到我的名字之后，我才完全想起手稿上所记录的事情，心中有个声音在说："我想和父亲待在一起。"

……

按照某种顺序整理好手稿之后，我便开始将它们输入电脑。起初，我需要极其努力地破译他的笔迹，但是，我很快便熟悉了他所写的字母如b、l和f的形状。正如我习惯了他所写的信件的框架一样，我也能够更好地判断出他的清醒程度。

他似乎能在整页中完全控制自己的思想。他的行文有如科学家，仿佛他就是来医院观察的医生，而不是一位住院病人。在这些段落中，他的字迹整齐工整。一旦他无法控制自己的理智，字迹就会在突然之间变得散乱。随后，在描写幻想与妄想的那几页中，他的字会向右倾斜、字体膨胀，仿佛赶紧将这些信息记录下来是当时最重要的事情。

一连几周之后，我极其担心这些洋葱皮般的稿纸会遭到损坏——它们十分易碎，而且铅笔的印记极容易弄脏。我觉得，将父亲所写的内容保存下来是我极大的责任。手稿能够保留至今的机会极其渺茫，但它们最终还是传到了达拉斯的叔叔的手中，接着到了奥斯汀的表弟手里，现在——多年以后——来到了佛蒙特，我的手中。现在，我成了它们的看护人。

我买了一盒无酸的透明文件夹。那天晚上，我坐在客厅里，将手稿一页页地插入文件夹中。我全神贯注地做着这件事，完全没有留意到自己的手指已经被页面上的铅笔印记染黑了。完成所有工作之后，我才发现，自己的指尖已经漆黑一片。

我抬起手掌，举至眼前，然后呆住了。突然，一个念头划过我的脑海：父亲将这些铅粉写在这些稿纸上，而现在，我用手将它们带走。我一直能够感觉到的联系——我们之间的纽带——其实是有形的。

第十八章

显然，父亲记录的是1944年所发生的事情，那是我们在一起生活的最后一年。浮现在我脑海之中的，是他离家后头几个月里所发生的故事。尽管父亲对于自己在医院中经历的描写读起来令人感到恐惧，但我依旧在责任感的驱使下继续阅读。

当我将每个句子键入电脑，看着它们出现在屏幕上的时候，它们便成为了他曾经存在过的进一步的证明。

在试图理解他所经历的这一切的意义时，我本能地向书籍寻求帮助和指导。

父亲的"躁狂"到底是什么意思？我找到《瓶中美人》这本书，了解到女诗人西尔维娅·普拉斯以小说式的手法所描述的精神崩溃、接受电击休克的经历。

我阅读了精神科医生凯·雷德菲尔德·杰米森在《躁郁之心》中所记述的有关她罹患躁郁症的经历。

我拜读了威廉·斯蒂隆讲述其陷入疯狂状态的惊人的回忆录《黑暗昭昭》。在接下来的几个月里，我尽可能多地阅读了很多有关精神疾病与躁郁症的书籍。

我在一本笔记本上记下一页页的引言，寻找可以绘制某种地图的线索。我开始试图了解这种疾病——它狂暴且使人产生破坏性的情绪波动，在强烈的情绪高潮之后又使人的情绪落入骇人的低点。我渐渐明白，尽管这种疾病会给人造成威胁，但是，躁郁症患者往往都具有某一方面的天赋。许多伟大的艺术家都患有躁郁症——杰米森曾用"疯狂的天才"来形容拜伦勋爵、文森特·梵高、弗吉尼亚·伍尔夫，以及欧内斯特·海明威等人。

我的工作进展缓慢。我打算一次研究一小部分的内容。我找到的这些材料极其令人不安。被蒙在鼓里这么多年之后，我需要一点点慢慢地吸收每一项发现。

除了手稿之外，我还找到了父亲留下的其他痕迹。母亲在一本封面饰有粉色布料的成长记录册中记录了我童年时期所取得的各种小小成就，里面常常提及父亲。

母亲写到，我说出的第一个完整的句子就是"爸爸在哪儿？"在我3岁那年，我曾坐在父亲的膝头，听他为我朗读他最喜欢的《鲁拜集》中的诗句。不久之后，我便能背诵出诗集最前面的几句了："醒呀！太阳驱散了群星，暗夜从空中逃遁。[①]"

　　我知道家里的某个地方还留着母亲交给我的相册，里面保存着父亲的相片与信件。收到这些东西的时候，我只有十几岁。我把它们当成遗物一般随手塞到了某处。现在，我确信，它们可以帮助我更好地了解父亲的生活。

　　最终，我找到了塞在一面书架背后的两本相册。第一本是已经有些磨损的有关父亲的成长记录册，浅蓝色的皮质封面上镶有金边，里面的每一页都以维多利亚的风格进行装饰，布满金色的花体字、鲜花与婴儿的脸孔。

　　在其中，我找到了一张褐色的老照片，穿着罩衫、处于学步阶段的帅气的父亲顶着一头闪亮的卷发。祖母在小心、沉着的笔记中，记下了他微笑的日子、最初迈出的脚步及他开口说的第一个单词。她甚至还留着他婴儿时的一缕头发。我尝试着用手指抚

---

① 　郭沫若译《鲁拜集》第1首。

摸这些柔软而有光泽的发丝，惊叹于它们的生命力。

祖母保留的第二本相册中装着父亲的成绩单与学生时代的照片，还有证明他众多学术成就的高中剪报。一篇文章报道说他"具有高度的积极性，总是全速向着目标冲刺"。他喜欢踢足球，并被选为高年级主席。

一封1921年寄出的信件记录了他被得克萨斯大学录取的消息。接下来的一封信证实，入学一学期后，他就已经获得了荣誉证书。

第二年，他写信告诉父母，化学系向他提供了一份令人梦寐以求的助教岗位，他打算接受，"这样就能为在秋天入选优等生联谊会创造有利条件"。

他在三年内学完了大学四年的课程，并以最高荣誉于第三年毕业。我能想象得出祖母在收到这些亲切地署以"儿子，佩里"的信件时的骄傲之情。

从他在得克萨斯大学求学时所拍摄的照片中，我看到了一个自信、英俊的年轻人。浅红棕色的头发、略微有些突出的鼻子、稍大的耳朵，但真正吸引我注意的是他目光中坚定的决心。

毕业后，父亲将目光投向了哈佛大学医学院。收到录取通知后，他将信件交给母亲。她尽责地将它贴在了剪贴簿上：

哈佛大学

医学院

院长医学博士戴维·艾德索，

副院长医学博士沃特·哈勒，

尊敬的阁下，

很高兴地通知您，您已被哈佛大学医学院录取。请回信告知是否就读。

请在8月1日前将50美元的存单寄至哈佛大学，逾期将不保留入学资格。

这笔款项将冲抵第一学期的部分学费；如果您未能如期到校注册，该笔款项将不予退还。收到存单后，我们将向您寄送一张不记名债券及其他需要填写的表格，请将收款人为哈佛大学的支票转寄给我。

开学日期为9月22日。期待在哈佛大学见到您。

您忠诚的，

副院长沃特·哈勒

1924年7月16日

哈佛医学院的资深教授们很快便注意到了父亲的才华。1927年夏天，父亲在家书中表示，他受邀加入沃尔特·坎农医生位于哈佛的实验室担任生理学研究助理，为期一年。他很快便接受了这项极有声望的邀约。

我一直在寻找有关父亲精神问题的蛛丝马迹。终于，我找到一封1927年9月寄出的信件。父亲在短暂访问得州后写信回家：

从南方宜人的气候转为波士顿凉爽、令人沮丧、充满商业化且超级先进的氛围。

这种环境的快速变化带来了不变的结果——刚刚散去的抑郁再度席卷而来。

抑郁症并未对他非凡的学术生涯产生任何影响。1928年从哈佛毕业时，他已经以合著者的身份，在《美国生理学杂志》上发表了五篇研究论文。

1928年，他以优异成绩于获得医学学位，这不仅是因为他所取得的学术成就，而且还因为他撰写了出色的生理学学位论文。那一年，父亲获得了当时哈佛大学医学院有史以来颁发给毕业生的最高学术荣誉。

……

我继续在随手抓来的大大小小的纸片、带横线的黄色标准拍纸本，甚至是银行存款单的背面记着笔记。

1995年年初，我申请调看父亲的病历。这个过程对我来说十分熟悉，因为我在医院工作，所以常常有人要求我提供病人的病历。父亲的病历记录副本分批邮寄了过来。待到申请程序结束时，我已经收到了几百页病历记录，其中一些是打印稿，一些是手写稿，还有一些是图表。从中我可以了解到父亲吃过的食物、他的体温及血液和尿液的状况。

病历中还记录着时间——入院日期、出院日期、逃跑日期、治疗日期——这样我就能按顺序将父亲的故事放进一个大框架之中了。

以病历为指导，我重新阅读了父亲寄给坎农医生及米恩斯医生的信件，试图找到它们之间的联系。

在仔细阅读之后，我了解到，从哈佛大学毕业3年后，父亲的医疗事业才因为疾病而中断。1931年，他与母亲步入了婚姻的殿堂。同年，他写信给坎农医生，表示希望跟随他研究生理学。

坎农医生立即回信说，对于父亲这样"敏感"的人来说，这样做也许"压力过大。"坎农医生赞同米恩斯医生的意见，认为父亲是即将改组的麻省总医院皮肤科领军人物的理想人选。他们为父亲争取到了培训津贴，米恩斯安排他去位于费城的宾夕法尼亚大学医院面试，他很快在那里获得了一份职位。

父亲在费城生活了一年。不久之后，他继续进行最初在哈佛大学医学院教授佛勒·奥尔布莱特的支持下于麻省总医院所开展的研究工作。奥尔布赖特医生是内分泌学领域（研究与激素相关的疾病）的领军人物之一。父亲受邀与他合著了一篇有关爱迪生氏病——由肾上腺分泌紊乱而引发的疾病——的论文。然而，父亲迅速发展的事业再次因为病情而搁浅。

写完关于爱迪生氏病的论文后不久，父亲的躁郁症第一次严重发作，并因此住进了费城心理与神经疾病医院。出院后，他不得不中断工作，休息了两周。他在这段时间内变得极度沮丧。

他的病历显示：他平均每天要睡14个小时。此时，他被告知，由于患有躁郁症，他无法成为哈佛大学皮肤病学教授。对他而言，这是一个毁灭性的打击。

导师们提出，为了更好地适应无法预测的精神状态，他应该开设皮肤科诊所。1933年6月下旬，父亲写信给米恩斯医生，表示自己正在考虑波士顿的皮肤科医生莱恩医生与格林伍德医生向他抛出的橄榄枝。他强调，他觉得自己"已经得到了彻底的休息，完全适合长时间的艰苦工作。"几天后，他接受了他们的邀请，我的父母搬去了波士顿。

......

我采访了父亲在波士顿时结识的朋友。我首先拜访了马歇尔·巴特利特医生与他的妻子芭芭拉。他们就住在城外韦斯特伍德的退休社区。巴特利特医生是父亲在哈佛医学院的同窗，甚至我父母初见的那一晚，他也在场。自那时起，他便一直是我们家的密友。

巴特利特夫妇年事已高，但是与我记忆中差别不大——巴特利特医生与年轻时期一样特征鲜明，而巴特利特夫人也一如既往的和蔼可亲。

我告诉他们，我希望能够了解更多关于父亲职业生涯的事情。

巴特利特医生告诉我，尽管父亲最初在莱恩与格林伍德的诊所中工作，但是很快他的预约表就已经爆满，随时可以自立门户。

"其他医生口口相传，都说贝尔德医生的医术最好。"芭芭拉补充道。

"我以病人的身份拜访了他，"巴特利特医生告诉我，"我觉得他是波士顿最好的医生。"

父亲在社交方面同样十分成功。巴特利特夫妇记得他当时魅力四射、引人注目，一直是众人关注的焦点。他举着酒杯谈笑风生，有时还会弹奏钢琴。那时候，在父亲的社交圈中，没有人认为他存在精神问题。

"我们都觉得他拥有巨大的人格魅力，"巴特利特医生告诉我，"他从未隐藏过自己是一位有些狂野的得州人这个事实。他盛名在外——稍微有些疯狂，但是人们因此而爱他。你父亲曾经租下科普利广场的整个楼层来举办聚会——那可是街头巷尾热议的话题。"

"他什么时候开始变得不正常？"

"我第一次注意到他的情绪开始变得不稳定，是在我们谈论完汽车之后。"巴特利特医生回忆说。"当时，凯迪拉克公司刚刚推出新车型'拉莎'。后来我得知，你父亲一下子买了两辆。从那时起，他的情绪开始转变。你永远都不知道当你去拜访他的时候，迎接你的是昔日那个佩里，还是另一个难以相处的人。"

离开巴特利特一家后，我驱车前往栗山去拜访两位老邻居。

从我与母亲和继父曾经住过的旧居往下再过去两户，就是老邻居弗兰克·肖恩的家。他的房子与我记忆中房屋并无二致——深棕色的隔板及由厚厚的金属分隔开的窗玻璃，环绕着一种教堂般简朴的光环。

肖恩先生身材高大、自信而友善。他提醒我，他曾经常常与父亲一起外出骑马。父亲在马术上所取得的成功使得他沉迷于骑马，这是他最喜欢的运动之一。

当时，他买了三匹马——维京、海鸥与乡村男孩——这些马匹就养在距离我们家不远的多佛的鲍尔斯马厩中。

"那时候，我们过着国王般的日子，"弗兰克回忆着，极其向往当时生活，"每周二、周四与周六，我们五点起床狩猎。然后在九点半返回位于波士顿的办公室，开始一天的工作。佩里总在丽兹酒店吃午饭。"

"他从不肯松懈半分，"肖恩回忆道，"他的精力异常旺盛。从手势与技巧的角度来说，他并不是一位优秀的骑手，但是，一旦坐上马鞍之后，他就不会摔下来。我认为，他想击败所有人——即使别的骑手并不在意他。不过，他仍旧是一名伟大的运动员。

"一天，你的父母、我和我的妻子及另外一对夫妻前往彻科鲁瓦山附近野餐，"肖恩继续说道，他指的是新罕布什尔州怀特山的一座山峰，"那里景色很美，满山缤纷的树叶。我带了一些葡萄酒去，我们在那里野餐。然后，其他人开始步行上山，但是佩里没有，他压低身子跑上了山。"

下午的时光即将逝去之际，肖恩先生才慢慢提起父亲的病情。

"只要觉得自己开始变得躁狂，他就会去丽兹酒店。"肖恩先生回忆说，"他会在那里喝很多可口可乐，有时也会喝酒。我已经学会在他进入这种状态时，远远避开他。"

肖恩先生似乎不打算进一步谈论这个话题，我没有继续追问下去。谢过他之后，我与他道别。

最后，我驱车前往住在附近的弗吉尼亚·芬诺夫人的家中，她也曾与父亲一同外出骑马。当时，她也是我们的邻居，而且，现在仍然居住在克洛夫利街我们的旧居旁。

芬诺太太依旧十分优雅，她身材高挑、姿态端庄、头发一丝不乱。她问起我的母亲与我的孩子。我告诉她，一切都好，我希望能够更深入地了解我的父亲。

"你父亲很优秀，"芬诺夫人说，"他极其好胜、讨厌失败。我们有一位共同的朋友，梅纳德·约翰逊。他的年龄比你父亲大得多。梅纳德曾参加过哈佛大学的赛艇队，可以说是健壮如牛。你的父亲一直想与他比赛摔跤。一天晚上，他们都参加了聚会，梅纳德最终同意与他比赛。两人势均力敌，要不是其他医生将他们拉开，这场比赛永远也不会结束。"

她还回想起了与父亲一起骑马的时光。

"每周日早上，我常常与一群医生一起骑马。你的父亲就是其中之一。然后我们停下来歇脚，在某人家中喝酒。日本人偷袭珍珠港之后，所有医生都奔赴海外服役了。你的父亲非常失望，他也很希望自己能够参战。我们依旧每周花一天的时间出去骑马，他当时看起来十分沮丧。他常常说起自己的'朋友'是如何沮丧，如何难以重新振作。我觉得，他就是在说他自己。

"战争进入第二年之后，他变得更加躁狂。他深深迷恋上了我的一位女性朋友。他总是试图说服她一同出来骑马。有一次，当我们在外面骑马的时候，他说服她与自己一起骑到众人的前面。我与她的丈夫留在了后面，她的丈夫骑术不精，最后他说：'你是不是应该追上他们？拜托你去看看到底发生了什么事吧。'我照做了。佩里对此十分恼怒。他的动作让马匹受了惊，我们的坐骑都冲上山坡。我意识到自己无法勒住马，于是我故意向灌木丛奔去，马儿突然停了下下。随即，我被甩下马背，不过并没有受伤。此后，我再也没有和佩里一起骑过马。"

天色渐渐变暗，我意识到自己该告辞了。离开前，我感谢芬诺夫人抽时间来见我。她抓住我的手说："你的父亲，他无法控制自己的行为……他想要月亮。"

第十九章

　　在我继续研读这些信件与医疗记录的过程中，与父亲有关的惊人的另一面开始逐渐展现出来——他既是躁郁症患者，同时也一直在研究这种疾病。

　　1933年，当父亲在波士顿开设皮肤病诊所的时候，坎农医生曾写信告知父亲，他可以进入麻省总医院实验室开展研究。坎农医生现在可以为父亲提供实验室研究生助理的低级岗位，父亲毫不犹豫地接受了。

　　尽管他的研究曾因病情而中断，但是，他依然在《美国生理学杂志》发表了一篇有关爱迪生氏病的论文。成功给予了他巨大的鼓舞。他与奥尔布赖特医生一起证明了艾迪生氏病患者的体内缺少皮质素——肾上腺分泌的天然激素——这一发现促进了后来类固醇可的松的发展。

现在，是时候寻找一个新的研究课题了。他知道自己究竟对什么感兴趣。几个月前，他第一次住进费城的一家精神病院。在那里，他被套上拘束衣，经历了为期一周半的麻醉疗法——"睡眠治疗"。他觉得，一定存在一种更为复杂的方法可以治疗躁郁症。他的病与肾上腺之间会存在爱迪生氏病与肾上腺激素之间那样的关联吗？坎农医生认为父亲的想法具有足够的研究价值，因此批准了他的研究。

父亲按照奥尔布赖特与加农的训练，开始为自己的疾病寻找一种生理基础——它在人体中产生的原因及其有机体。他正在寻找一种生物化学方法。

我能想象出他身穿白大褂，在实验室里埋头研究的样子。当时，他极其了解肾上腺生理学。肾上腺位于肾脏顶端。它们的总重只有几克，但是却能极大影响人体健康。它们负责在人体感到恐惧、压力、愤怒或其他兴奋状态时将激素释放到血液之中——这些激素同样会使我们在感受到威胁时，心跳加快、血压升高。

父亲在躁狂症发作期间曾经历过强烈的、近乎狂喜的兴奋状态。他料想，这也许与这些腺体，尤其是肾上腺皮质有关——这部分腺体负责调节肾上腺素的激增，使其能够保持在正常范围内。

父亲认为，躁狂症患者的肾上腺皮质有可能出现了问题，从而导致他们产生不受控制的异常激增的精力。

父亲知道，第一步就是要确定急性躁狂症患者的血液是否与健康患者的血液不同。为了进行研究，他从附近的麦克莱恩医院中采集了精神病患者的血样，将采血瓶冷藏在实验室中，希望能够解开血液的秘密。这样，他也许不仅能够找到方法帮助自己走出困境，而且还有可能造福全美躁郁症患者。

坎农医生率先通过实验用猫对肾上腺进行了研究。父亲效仿了他的做法。他将20只猫分为2组，其中10只为测试组，另外10只为对照组。首先，他给2组分别注射了镇静剂，外科医生般精准地迅速摘除了它们的肾上腺。腺体摘除后，猫的存活期不会超过几天。随后，对照组中的猫被注射入常规血液，而试验组中的猫则被注射入了躁郁症患者的血液。

父亲的计划是——"确定在接受血液注射后，动物的寿命能否得到延长"。早期的研究结果充满了希望：接受躁狂症患者血液注射的猫的寿命比接受普通患者血液注射的猫延长了40％。

1934年底，他的研究取得了突破。然而，就在这个关键时刻，他被迫搁置了自己的研究。同年12月，他的躁郁症了第二次发作，他被送往麦克莱恩精神病医院——他就是在这家医院中采集了实验所需的血样。

麦克莱恩医院，1934年

——

1934年11月3日，患者突然变得过度活跃、狂喜与兴奋。他的过度活跃演变为极端不安与失眠。他突然打算向西屋电气公司提起一项价值数百万美金的诉讼，因为他们销售给他了一台存在缺陷的机器。他一直在努力工作，医生建议他前往麦克莱恩医院。1934年11月11日，他来到麦克莱恩。

最初的10天，他一直处于疯狂的躁狂状态。只要医生不在身边，他便会失控。他变得极具攻击性、破坏性，并且十分好斗。他砸烂了灯具和家具，敲碎了窗玻璃，并且试图将其中的一些当成武器。他用手掰断了一段横梁，此后，他不得不被束缚起来。经过短暂的平静、道歉与合作之后，患者在入院约20天后已经表现出轻度沮丧。

12月初，他再度变得极其活跃，稍许的兴高采烈与热情洋溢。患者觉得与妻子在一起时不快乐。入院前两天，他曾与妻子进行过一次长谈，最后，他说自己恨她。入院29天后，他的病情得到了改善，并于1934年12月10日从麦克莱恩医院出院。

　　父亲出院后，坎农医生对他表现出了极大的关心。他觉得父亲应该在短期内暂停实验室的工作。"每个人都有自己可以忍受的临界压力，这往往因人而异，"坎农医生在父亲出院后立即给他写了一封信，"谨慎的人可以仔细观察了解到自己的临界值在哪里，并且设法使自己的生活不越过这条线。当然，研究十分艰难，因为我们需要照顾好动物，如果实验结果有利于我们的推论，也很有可能令人兴奋。我认为，现在这两种情况都应加以避免。"

　　父亲将坎农医生的建议放在了心上。1935年开始的病历就证实了这一点。他抛开了研究，将精力投入到自己开设在波士顿的私人诊所上。3年后，我出生了。虽然这些信件清楚地表明，父亲为自己的家庭而感到骄傲，他认真地对待皮肤科医生的工作，并且因为与病人的互动而受到鼓舞，但是，他显然十分怀念实验室的工作。

　　"离开学术界，拒绝给予自己做科研的特权之后，我似乎处于一种饥饿的状态。"他在寄给坎农的信中写道。在1939年的最后几个月中，他再次给导师写信，表达了自己想要重启躁郁症研究的强烈愿望。

坎农医生给了更加谨慎的答复。"我不想浇灭任何人的积极性，"他写道，"但是根据眼下的情况，应该说，在允许你加入一个可能会涉及大笔金钱的项目之前，仔细地进行全面考虑才是明智之举。"

1940年12月19日，父亲再次致信坎农医生："我已经决定要找到办法继续进行这些实验——即便我不得不因此在家里建造一间实验室，将我和格雷塔的血液分别用在实验组与对照组上。最近，我很想继续进行这些实验，减少这6年来对于那些未完成的实验的大量思索及因为没有时间和勇气继续下去而感到的遗憾。"

坎农医生被说服了——他在回信中同意支持父亲的工作。父亲继续在实验室中进行研究，试图在疾病与生物化学之间建立起联系。他再次将从麦克莱恩医院采集到的血样注射入摘除肾上腺的猫的体内。这一次，父亲观察到，注射了躁狂症患者的猫的存活时间比对照组长5倍。

1942年早春，父亲完成了论文《躁郁症的生物化学成分》的初稿。

"这些实验所提供的生物学证据表明，躁郁症患者的血液也许与健康受试者的血液不同。"他在论文中写道。他明确阐述，自己的研究结果只是初步发现，他只能证明注射了躁狂症患者血液的动物与注射常规血液的动物之间存在不同。但是，他希望自己的研究能够为针对躁郁症的研究带来重大转变。

"也许，这份报告可以使人们对于将躁郁症作为一种生理及普通疾病而非纯粹的精神疾病进行研究产生更大的兴趣。希望其他研究人员能够将此类研究继续下去。"

坎农医生回复了一封极其详尽的信函，列出了长长的一串修改意见。这一次，对坎农的建议做出答复的人不是父亲，而是我的母亲。1942年5月，父亲已经无法回信了。他正在波士顿精神病医院中经历躁狂症再次发作所带来的痛苦。他在那里待了9天。

出院后，父亲继续修改自己的论文。他写信给米恩斯医生，希望论文能够尽快发表。他将自己最近的被监禁描述为"十日的黑暗精神病学"，并补充说，"为加快这些实验的进程，我愿意做出一切必要的牺牲。"

次年，他再次发病，被转入韦斯特伯勒之前，在波士顿精神病医院住了一个月。

1943年底，父亲得知，自己的论文《躁郁症的生物化学成分》终于刊登在了《神经和精神病杂志》上，并于1944年春出版。当时，他已经住进了韦斯特伯勒。

父亲已经没有时间了——他已经输掉了治愈自己的这场比赛。被关进医院后，马萨诸塞州医疗委员吊销了他的行医执照。他被困在病房之中，无法推广自己的论文。许多医生同行们在战争中前往海外，因此，没有人支持他的发现。父亲的研究很快被忽视，并且很快便被遗忘了。

第二十章

尽管父亲相信自己的疾病一定存在生物化学上的原因，但是，1944年负责照顾精神病人的精神科医生与其他医生远未形成类似的结论。

在父亲身处韦斯特伯勒期间——被拘束衣束缚、接受冰敷包治疗与单独监禁——一位葡萄牙神经生物学家埃加斯·莫尼斯因为一项崭新的脑外科根治手术而声名鹊起。他声称，这项被称作脑叶白质切除术的手术可以有效地治疗精神疾病。

莫尼斯及其追随者们认为，切除脑叶白质就能有效抹除患者的情绪。在美国，脑叶白质切除术最大的支持者是神经病学家沃尔特·弗里曼医生。他前往全美各地进行推广，亲自在病人身上实施手术，为医生与工作人员进行示范。

1949 年，就在弗里曼走访了父亲被关押的医院后不久，父亲最终也接受了脑叶白质切除术。弗里曼医生采用的特殊方式包括将冰锥状的仪器插入眼内角，然后如同炒鸡蛋般前后挪动该仪器。手术观察显示，患者较少出现激动不安的情绪，因此，弗里曼及其追随者们认为手术取得了成功。

然而，脑叶白质切除术为绝大多数患者带来了永久性的脑损伤，他们的大脑无法继续正常发挥功能。他们的人格、活力与精神被完全抹除，较之昔日的自我，可谓判若两人。

1949 年，就在父亲接受脑叶白质切除术的同一年，莫尼斯医生获得了诺贝尔医学奖。在接下来的 3 年内，约 5 万名美国人接受了脑叶白质切除"疗法"。事后来看，很难理解，为何会有如此多受人尊敬的医学专家认可这种残忍的"解决方案"。然而，患者的医生与家人们似乎就像是抓住了救命稻草——因为其他的治疗都没有任何成效——当时，精神病患者占了全美国医院中 55% 的床位，一半以上病人的住院时间已经超过了 5 年。

父亲也不例外。逃离韦斯特伯勒之后，他的心理健康状态持续恶化，开始在不同的医院之间辗转。在达拉斯我的祖父母家中待了 8 个月后，他于 1945 年 3 月初返回波士顿。几天后——医疗记录证实了这一点——父亲在一天深夜造访了我们家。当时我一定睡得很熟，因为他敲碎窗户，翻进车库，开走了他曾经拥有的汽车。

之后，母亲报警称汽车被盗——他在波士顿被捕并被移交给了牛顿市警察，再次被送进韦斯特伯勒。不久之后，他被转至关押精神病犯人的布里奇沃特州立医院。

1945年5月19日，周六。父亲从那里给他在哈佛大学的老友及指导教授詹姆士·霍华德·米恩斯医生写了下面这封信：

亲爱的米恩斯医生：

出于许多原因，州立农场的生活算不上迷人，但是它教会了我许多关于人与"物"的事情。我在科普利广场前被捕，罪名是盗窃我自己的汽车（现已在格雷塔名下）。当然，我先被送往了波士顿警察局，随后被扔进了牛顿市警察局的一间牢房之中。我开始发狂，如同丛林猛兽般野蛮地扯断了水管并大声嘶吼。

转至韦斯特伯勒之后，我开始变本加厉，"几乎将那里彻底摧毁"。他们给我套上拘束衣，残酷地殴打我。3天后，我带着一身乌青抵达州立农场监狱医院——鼻子肿胀淤青，左眼至左颊中部一片乌黑。

　　我与许多病人和各种罪犯关押在一起。与往常一样，我的精神科医生和律师们声称他们对此无能为力。我的律师，帕尔默道奇律师事务所的塔尔科特·班克斯希望我永远也不要返回马萨诸塞州——我已经向命运妥协了。我只是想回来看看我的孩子和朋友。唉，惹了一屁股麻烦！我想，这下我要永远和亲爱的新英格兰说再见了。我会再试试得克萨斯或是密歇根。得州和其他地方都有很多漂亮女孩。我会再婚，再生一堆小孩，也许我不会那么思念我的女儿们——因为她们，我无法离开新英格兰，我希望她们能够留在那里。

　　请回信或是来探望我。

　　谨启

佩恩

米恩斯医生于1945年6月1日写了回信：

亲爱的佩里：

　　非常感谢你于5月19日寄来的信件。我已经听说了你被转到布里奇沃特的不幸消息。如果你无法在躁郁症前驱期的短暂时间内根据自己的意愿选择自愿接受保护，那么，最不幸但恐怕也不可避免的事情就是——人们或多或少会像此次及其他时候那样对待你。我想，当你进入狂躁阶段后，整个社会无法系统地处理该病症所呈现出的问题。

至于前往得州一事，我觉得自己无法给予你明智的建议。也许，全新的环境可以降低疾病复发的机会，但是谁也无法保证。

照我看来，你所患的是一种以缓解与复发为特征的慢性痼疾，发病原因与具体疗法尚不明确。蒂洛森医生认为电击休克治疗具有一定的疗效，不过我不是很清楚。除此之外，我认为，不论你身处何处，不要打断自己的精神病治疗都很重要。如果你能下定决心，让你的精神科医生告诉你何时需要接受保护并且遵从他的建议，你自己及你的朋友们也许就不会感到如此悲伤。

出院之后，你应该戒酒。但是，你一直不愿这么做，也没有人能够强制你戒酒。

衷心祝好！

霍华德·米恩斯

这是父亲最后一次收到他忠实的朋友与导师寄来的信件。与父亲的许多朋友和同事一样，米恩斯医生再也无法与一个情绪如此多变的人保持联系了——父亲的精神病终于切断了他们多年的亲密友谊。

此后，父亲进入了明显的孤立期。在接下来的3年里，他仍然辗转于马萨诸塞州的各家医院。最终，他住进了位于罗德岛首府普罗维登斯的巴特勒医院。这是一家规模虽小但却备受尊敬的疗养院。至此，病历明确表明他病情严重。

巴特勒医院，1948—1949年

———

患者会花相当多的时间与其他病人探讨谋杀，并向他们解释如何合法地杀人。

有一次，他向医生描述了他曾进行过的一项实验：他利用 δ 射线将两只10磅重的猫合成了一只10磅重的猫。当被要求对此作出解释时，他说："我不知道。我只是在告诉你这个事实。我们就是这样做的。"在被要求进一步作出解释时，他说这是最高机密。

患者偏执的思维能力涉及抽象事物，他将它们加以系统化，成为他所谓的"新物理学"。在该系统中，各类射线可以将500人融合为一体，或是将雌雄两性的动物变为一只雌雄同体的动物。有时，他还说自己在战争后期服务于政府的"超级情报机构"。他融进了别人的性格之中，并且凭借这一能力，见到了所有伟大战场上的行动，深入了所有的敌方议会大厦。因为这些经历，他，或是他体内众多性格中的一位，曾无数次受伤、死亡。

隔离期间，他曾多次声称自己是一匹马，但其他时候他又会如同狮子般咆哮。只有一次，他表现出了攻击性，在惊恐之中突然打了两名护理员。他马上不停地道歉，要求被隔离。除此之外，他的破坏性仅限于撕扯自己的衣服。

他曾解释说自己之所以会患痔疮，只因为苏联的超级情报部门从几千米外向他的直肠放射光线，汇聚光束，才挤出了痔疮。他认为，由于医院中的任何人都无法为他的困境负责，因此不能指望他们保护他，让他不受伤害。

在巴特勒呆了一年之后，父亲出院前往达拉斯与家人住在一起，获得了短暂的自由。1949年9月，他决定收拾行装，徒步穿越达拉斯，前往墨西哥开始新生活。

然而，一周后，遭到严重殴打的他在医院醒来，完全想不起究竟发生了什么。康复之后，他搭车南下，一直来到加尔维斯顿的城市边缘。警方发现他衣衫不整、浑身是血地沿着高速公路行走。于是，他很快被送至加尔维斯顿州立医院。

加尔维斯顿州立医院，1949年

——

贝尔德医生的住院时间很长，期间吃了不少苦。他频繁地辗转于特殊病房与开阔空间之间。入院后，贝尔德医生的行为便表现出明极度的精神错乱的状态。他每周接受三次电击休克疗法，每天都陷入深度的胰岛素昏迷之中。

贝尔德医生的治疗效果曾一度十分好。然而，突然之间，他的疾病再度复发。他开始谈论在大厅里走动的人们，认为他们故意以此来打扰他。他还谈到，他们通过拖着脚走路的方式向彼此传递信号。

此后，他有表现出精神极度错乱的行为。贝尔德医生一共接受了整整60小时的胰岛素昏迷治疗与33次的电击休克治疗。经过如此广泛的治疗之后，贝尔德医生的临床表现并未比刚入院时有所好转，进一步采取电击休克疗法与胰岛素昏迷疗法似乎已经不再有效。

最后认定，只有进行脑叶白质切除术，才能治疗这位患者的精神病。

于是，加尔维斯顿的医生开始一致劝说父亲的家属同意实施脑叶白质切除术。1949年秋冬两季，父亲的家人与加尔维斯顿的医生之间进行了一系列书信往来（保存在他的病历中）。医生建议尽快对我父亲实施脑叶白质切除术。

起初，我的祖父母对此持反对态度，但是我的叔叔更容易被说服——从冰敷包到拘束衣，从胰岛素诱发的昏迷到电击休克治疗，父亲已经试遍了所有的治疗方式。

1949年12月15日，父亲的兄弟菲利普写信给加尔维斯顿的医生："我觉得我们已经竭尽所能了，如果手术能够取得成功，对于所有人来说，这都将是一个重要的时刻。"

获得祖父母的首肯之后，我叔叔签署了手术同意书。

他们一定觉得已经别无选择了。术前几周的病历清楚表明，父亲的精神状态与之前并无多大区别。

加尔维斯顿州立医院，1949年

———

9月18日——可以讲述十分有趣但稍有些异想天开的故事。患者似乎极其渴望展示自己的医学知识，但是，在讨论中多半会突然将话题转移到阿兹特克人的历史上。

10月23日——显然出现了妄想。"昨晚有一场浩劫。水漫金山，加尔维斯顿显然已经漂走了。它已经脱离了地基，你知道的，它只是一座岛屿，我们正在飘向大海。"患者对此感到极其焦虑。他衣衫凌乱，非常关心我们"顺水飘走"这件事。

12月7日——今天早上十分困惑。谈到坐在船上参加各种运动，要求我们安排一场赛马，这样他就能参加新英格兰的马术跳高比赛。

12月19日——与其他病人玩多米诺骨牌。今天十分安静。为自己所犯的所有错误表示了过度的歉意；为另一位患者身上的皮疹开了处方；在与另一为患者玩多米诺骨牌时，他开始静静地哭泣。

12月20日——患者感到困惑，看似情绪激动。握紧拳头，仿佛想要打人。上午曾威胁厨房里的护理员。举着叉子追逐护理员。

12月22日——帮助护士铺床。

1949年12月23日，父亲接受了脑叶白质切除术。他的病历中包括了治疗许可证副本、手术笔记副本，病历中继续描述了缓慢但良好的恢复过程。

1950年2月23日，父亲出院，与我叔叔菲利普住在一起。

从加尔维斯顿出院后，便再也没有其他记录、手稿或是与朋友的往来信件。他似乎完全终止了写作。

采访父亲的朋友弗兰克·肖时，他告诉我，术后父亲曾返回波士顿看我，他只在那时见过一次我父亲。"我们都很震惊，"肖告诉我，"那个人已经不是佩里了。他身上曾经燃烧过的火焰已经完全熄灭了。"

接下来的几年里，父亲一直在得州休养。1959年年初，他在医学院的一名同事替他在底特律找到一份救护护理员的工作，叔叔出资帮助他抵达了底特律。父亲租住在一间窄小的廉租房内。

抵达底特律6周后，另一位租户发现他因癫痫发作在浴缸内溺亡——癫痫有极大的可能是由脑部手术所引发的。

我申请了他的死亡证明。

死亡日期是1959年5月4日，死因是"溺水窒息"。

在同一张证明上，职业一栏填的是"医生"。

我父亲时年55岁。

第二十一章

我决定写一本关于父亲的生平与工作的书，其中包括他的手稿及我所发现的他对于躁狂抑郁症的研究。我曾不止一次因为不知所措而打算放弃。在其他时候，我只是停下脚步，觉得自己无法继续前进。然而，写作的过程也伴随着许多的幸运与巧合，每一件事都以不可阻挡之势推动这项艰巨的工作继续向前。

1996年的夏天，好运降临。那年早些时候，我将父亲的手稿概要发表在了美国精神病学会的会刊《精神病学服务》上。令我高兴的是，我可以正式发表首次引用了他关于狂躁抑郁症研究成果的论文。同年七月，我收到了密歇根大学心理学与神经科学荣誉教授艾略特·瓦伦斯坦医生的来信。

他在信中说道："读完你写的概要之后，我去医学图书馆阅读了你父亲所撰写的关于一种可能存在的'躁郁症生化成分'的论文。他的论文发表五年之后，约翰·凯德（John Cade）才提出用锂剂治疗躁狂症。你也许知道，当时几乎默默无闻的澳大利亚医生约翰·凯德将躁狂症患者的尿液注射入豚鼠体内。与你父亲一样，他认为自己可以从生物化学的角度解释躁狂症。"

他随信寄来了自己的著作《伟大而绝望的治疗：精神外科学及其他根治疗法的兴衰》。在与瓦伦斯坦的通信的鼓舞下，我很快在一本介绍精神疾病及其疗法的书籍中找到了约翰·卡德的简短传记。我的父亲被关在韦斯特伯勒的时候，凯德将医院中一间废弃的厨房改造成了临时实验室，开始进行了一系列知名实验。正如瓦伦斯坦医生所指出的，凯德将躁狂症患者的尿液样本注入豚鼠体内之后才获得了研究上的突破。为了降低毒性，凯德在尿液中加入了尿酸锂——一种类似于盐的天然矿物质。他注意到，此类尿液产生了显著的副作用。锂不仅能够降低毒性，而且还能对实验用动物产生镇定作用。也许锂剂也能在人类受试者身上产生同样的效果。在对十名住院的躁郁症患者进行试验以前，凯德摄取了少量锂剂以观察是否会对人体产生任何不良反应。成效显著：锂剂在病人身上产生了同样的镇静效果。凯德大胆断言，躁狂症是由于缺乏锂而引发的。1949年，他的论文《锂盐在治疗精神兴奋中的应用》发表在医学杂志上，他在其中详述了自己的研究结果。经过一系列更为广泛的试验之后，锂后来被称为第一种真正有效地治疗精神疾病的药物。

凯德的情绪稳定药物终于在1970年抵达美国——对我的父亲来说已经太晚了——至今仍是治疗躁郁症或双相型障碍（现在更为人所知的叫法）的标准疗法之一。此后，凯德在漫长职业生涯中广受赞誉，并成为美国精神病学会的杰出研究员。1985年，美国国家心理健康研究所估计，凯德的发现为全世界节省了大约175亿美元的医疗费用。

我不禁将父亲的研究与凯德医生进行了比较。与凯德一样，他认为生化异常或不足也许是导致躁郁症的原因之一。然而，凯德通过实验发现了这个时代的关键科学发现之一，而我父亲的研究却因为他的病情被永远搁置了下来。我们无法猜测，如果能够有更多的时间进行研究，他的研究究竟能进行到哪一步，但是我忍不住感叹，他差一点就可以获得成功了。

我当然因为这些发现而感到兴奋，但随之而来的还有深深的失落感。如果我的父亲可以再晚几年出生，凯德医生所发现的躁狂症的有效疗法——锂剂——就能让他从中受益。也许，在那段黄金时期，我的成长历程中能够出现父亲的身影。

……

大大小小的新发现不断涌现。

并非所有的发现都令人欢欣鼓舞。很难想象，我在医疗记录中读到的那位躁狂疯癫的病人曾与妻子和两个孩子共同生活在薄薄的木墙所围成的窄小的家中。尘封的记忆渐渐浮上心头：我记得自己躺在二楼的床上，听着楼下传来的手摇留声机中传出的声音。聚会正酣，卧室的墙壁在喧闹的乐曲声中抖个不停。随后，音乐声渐渐褪去，争执声渐起。我想起了母亲的哭声。父母的离婚文件中援引了"残忍与虐待"的字眼，而父亲的病历则清楚表明，住院期间他表现出了暴力倾向。多年来，我一直记得位于克洛夫利路上我家厨房中那堵溅满番茄酱的墙。现在我相信，我的父亲可能在某次争论中袭击了我的母亲。我仍然觉得很难将我所爱的父亲与那个在我们家中造成痛苦与破坏的重症病人联系在一起。

......

现在，我的母亲已近85岁高龄。随着书稿出版工作的不断推进，我越来越关心她的健康。她忘记了基本信息，常常重复自己说过的话，感到困惑。她需要列出一张清单来提醒自己某一天将会发生什么事情。有一次，我去她家里探望她的时候，走进厨房打了个电话。打完电话回来的时候，她与我打招呼，好像我刚刚踏进家门一般。不久之后，她被诊断出患上了早期老年痴呆，并且同意搬进波士顿市外的一家疗养院。

搬家前，她自己检查了一遍房子，处理了许多物品。但是她留下了许多相册，因为她觉得它们可以帮助她回想起过去。她将这些相册摆在新家中小书柜的底架上，每次我去探望她的时候，我们都会坐在客厅的沙发上，将相册在咖啡桌上铺开。照片可以追溯到她的童年时代。追忆青春能够给她带来瞬息的快乐，因此我的每次探访都变得很有意义。相册的后面只有几张我父亲的照片。其中一张是他穿着做工考究的西装的照片。在另一张中，他穿着帅气的骑马服，准备去猎狐。甚至还有一张我与父亲一起骑在他的马"维京"身上的照片。浏览这本相册的时候，母亲总是尽可能快地将它翻完。

她的健康状态继续恶化。尽管在过去她可以列出每天需要做的事情，将清单攥在手中或是放在裙子口袋中，但是现在她再也管不住自己的思绪了。我尽可能从佛蒙特开车去探望她。尽管注意力分散，她总是穿戴整齐。我现在就能想出她穿着常穿的圆领衬衫、包臀裙及排扣毛衣的样子。她的长袜有一些皱，但是她每周都会去做头发。

　　我发现，在她的健康状态逐渐下滑的过程中，她终于不再像以前那样抗拒谈论过去。有一天，当我告诉她，我一直在调查父亲的研究时，她转向我。

　　"他希望能够找到自己精神错乱的原因，"她慢慢地说道，"只不过他没有成功。"

　　我请她再谈一谈，但她笑着换了话题。

　　在接下来的一次探望中，我问她父亲是否因为惹了麻烦而落到过警察手里。

　　"哦，是的，"她答道，"我常常得在清晨离开家，将他从监狱中保释出来。"

　　她继续回忆说，自己不得不为在波士顿公共花园的鸭池中将他捞出来的警察买一套新的制服。

还有一次，我提到了自己在位于克洛夫利路上我的卧室中所听到的吵闹声。

"妈妈，你知道吗，我经常听到你和父亲在楼下吵架。当时你以为我已经睡着了。"

"不，亲爱的，"她坚持说，"你绝对听不到。墙壁的隔音效果很好。"

……

有一天，我请她讲讲她是如何遇见我父亲的，结果我们长谈了许久。

"我是波士顿利兰·鲍尔斯戏剧艺术学院的学生，"她回忆道，"当时我二十岁。一位朋友打电话来让我去相亲。我说：'我从不参加相亲活动。'我的朋友说：'我这边有两位医生。我们打算跳舞。'我也没有其他事情可做，于是我就说'好吧'。"

其中一位医生就是我们家的老朋友马歇尔·巴特利特。我曾为了了解更多关于父亲的信息而拜访过他。另一位就是佩里·贝尔德。

"那时正是禁酒期，"母亲继续说，"医生们从医院带来了一些酒精。我们去了科普利广场附近的一家酒店跳舞。我几乎整晚都在与佩里跳舞。我度过了一个美好的夜晚。那天晚上我回家之后佩里就给我打来了电话。我开始和他见面，马歇尔渐渐淡出了我的视线。"

"他是个什么样的人？"

"佩里·贝尔德很迷人，十分有趣。他说话声音很轻，稍稍带着些得州口音。遇见你的父亲之后，我便被他迷住了。"

我问她是否还记得父亲向他求婚时的场景。

"当然了，"她答道，"那是在纽伯里街。他将钻戒戴到我的手指上，那是他祖母的钻戒。然后他钻进一间电话亭，给他的祖母打电话。他说：'我刚刚把你的戒指套在了我亲爱的格雷塔的手指上。'这句话现在还在我的脑海中回荡。"

从她的笑容中我能够感受到，很久以前，他们曾经深爱彼此，并且有过一段幸福的日子。

……

我越来越沉浸于我的研究之中，我意识到，为了全面了解我父母之间到底发生了什么，我需要更好地了解外祖父所患的精神疾病。当母亲在波士顿的一场相亲中遇见佩里的时候，她是否在他的身上见到了她久违的父亲呢？

我向宾夕法尼亚州诺里斯顿的精神病院申请调看我的外祖父亨利的医疗记录，他人生中的大部分时光都是在这里度过的，希望这些记录能够帮助我进一步洞察。就在我浏览他的病例时，下面这则记录引起了我的注意：

诺里斯敦州立医院，1943年

——

　　6月8日：患者处于轻度躁狂状态。今天，他的女婿佩里·贝尔德医生来访。他带着患者搭乘公共汽车去马萨诸塞州探望他的女儿。1943年6月24日，患者从波士顿搭乘火车返院。对此，他深表歉意。

　　因此，父亲曾帮助他的岳父逃离医院的牢笼，获得了几周喘息的时间。一年后，我自己的父亲被关进了韦斯特伯勒。我的母亲对此缄口不言，拒绝讲述究竟发生了什么。这一点与她的母亲如出一辙。

　　……

　　自1997年起，我的母亲已经经历了几次小卒中，进一步损害了她的生活质量，使她越来越健忘。她的外表看起来变化不大，但是她不如以往那般在意自己的外表，行动也变得更加缓慢。1999年，克拉克之家打电话来说，我的母亲已经陷入了半昏迷状态。我去探望她的时候不禁在想，这是否会成为与她的最后一次相聚。到了疗养院后我直接去了她的房间，发现她正在休息，对外界毫无反应。护士告诉我，她的心脏功能依旧强健，并且让我安心，说当天下午我就能够返回佛蒙特。

第二天一早，护士再次打电话来说她的病情开始恶化，我应该立即赶过去。我的妹妹正在度假，因此我打电话给我的女儿和两个侄女，让她们在克拉克之家门口与我汇合。尽管母亲几乎没有任何意识，但我们四人依旧轻轻与她说话，我们向她保证，家中一切安好，而且我们明白，她现在可以放心地离开了。偶尔她会睁开眼睛，稍稍挪动身体；有时她看起来焦躁不安。

过了一会儿，我的女儿与她的堂兄弟们离开房间去吃饭。我坐在母亲身旁，继续柔声与她说话。突然，她睁开眼睛，直视我的双眼。

"抱歉，"她的声音突然变得直接、有力，"很抱歉。"她缓缓合上眼睛。之后，她烦躁的情绪似乎得到了缓解。一小时后，她离开了人世。那一天是 1999 年 1 月 17 日。

在接下来的几周里，我一直在思索她为何要在生命的最后时刻向我道歉。她是想说她本来可以与我分享更多关于父亲的故事，但是现在为时已晚吗？

母亲的离世让我做出了一项明确的选择。我可以像她以及她的母亲那样将我们的家的秘密带进坟墓，但是我也可以将它们公之于众。

……

接下来的十年中，这本书一直在我的脑海中徘徊。我已经从医院退休，并且越来越关注我在当地慈善基金会的新工作，因此，书籍的写作时断时续。随后，我在 2011 年冬天接到了女儿梅格的电话。她正帮助她的儿子完成一项要求他追溯家谱的家庭作业。梅格已经向我的孙子描述了家族的各个分支及其历史，并且为了保险起见，在谷歌上搜索了我父亲的名字。因此，她发现了一本提到我的父亲及其研究的书籍。那是艾略特·瓦伦斯坦医生所著的《指责大脑：有关药物与心理健康的真相》。梅格在电话中大声朗读了瓦伦斯坦医生的话："约翰·凯德并非是第一位通过将精神病患者的体液注射入实验用动物体内来寻找躁狂症生化基础的人。佩里·贝尔德也曾将躁狂症病人的血液注射入切除肾上腺的动物体内。贝尔德当时是一名成功的波士顿皮肤病学家，他本人就患有躁郁症。"

最近，《指责大脑》一书重印时对参考文献进行了修改，在其中加入了我父亲的名字与成就。瓦伦斯坦医生还引用了我父亲在1944年发表的论文及我在1996年发表在《精神病学服务》上对于父亲手稿的摘要。

我的女儿因此欢欣鼓舞，我也一样。佩里·贝尔德终于将名字留在了医学史上，虽然只是出现在了脚注中，但是他所作出的贡献却得到了认可。

……

在同一时期，我找到了一份夹在我父亲手稿之中的信件，我之前从未留意过它。那是1944年8月，他逃离韦斯特伯勒后不久写给我们的栗山牧师，尊敬的科尼·特洛布里治教士的。我记得科尼向我的父亲所表现出的善意，他曾在我父亲住院期间去探望过他，并且送给他一本有关圣方济各的书。显然，父亲不久之后便开始与这位受人尊敬的教士开始通信。在信中，父亲又回复了最初的想法，即他的人生也许还具有更大的意义：

亲爱的科尼：

　　您从萨拉纳克酒店寄来的信极其具有力量。与你所有的信件一样，我发现反复阅读你的上一封信于我十分有益，而且我发现聆听你所说的话对我来说就是一种享受。你说我最近命运的逆转也许"最终将带来一些伟大的价值"，这给了我巨大的安慰。过去十二年来，我所经历的人生中的暴风骤雨证明了，许多好运都隐藏在了表面上的灾难之中。当然，人们可以在逆境中学会获得更多的勇气和力量，而且人们可以学会在任何地方发现美丽，无论身处何种背景之下。

　　尽管这可能看起来很奇怪，伴随我所谓的患病期间而来的通常都是一些平素我并不具备的生产力。每当我的躁狂症发作时，便会展现出一些新的能力。也许这就是暗示了能够源自这些不幸的"伟大的价值"。在绝望的这口大锅中，出现了一本篇幅颇长的手稿。曾有一位专家说它是一部"宏伟的艺术作品"。我并不相信这本书担得起如此高的赞扬，但是我知道，我的确在书中实现了只有在"患病"期间才能表现出来的表达方式。

　　完成这本书是我最想在生活中完成的一件事，而我现在正在努力完成这个项目。它将涉及讲述躁郁症的故事，将其穿插在许多患有此病的真正的名人的生活中，讲述我自己的故事。我将会评论现代住院治疗中的怪异的野蛮与缺陷，留给深受病魔折磨的患者的亲朋好友的信息，推理、论证与教育的言语，希望能够改善人们对于此类精神疾病的普遍观点，也许还能提高人们对于它的普遍容忍度。

为了减少或是消除某些偏见，为本书的撰写所付出的所有努力都将是值得的。这本书已经很长了，但是距离结尾依旧很远。最终我会删去不少内容。也许几年之后，我才能以恰当的方式完成这部书。

信写到这里就结束了。父亲从未在寄给科尼的这封信上签名，也没有将其寄出去。与他这一生的大部分工作一样，这封信也没有写完。然而，它能够留到今天，我依旧觉得是一种巨大的救赎，而且它能够传到我的手里，现在通过这本书，展现在你的面前，也是一种伟大的奇迹。

后记

2013年3月，在父亲的手稿传到我手中近20年之后，我前往纽约去见兰登书屋旗下的皇冠出版社的编辑。纽约的天空依旧寒冷、灰暗，河面上吹来的刺骨寒风带来丝丝清新。我怀着紧张的兴奋之情，走近位于百老汇1745号企鹅兰登书屋总部的玻璃门，通过旋转门踏入一间天花板高耸、宽敞豪华的大厅。

我的两旁立着闪亮的巨大玻璃书架，内置的灯光照亮了书架上陈列的排排书籍。我走到一个书柜前，浏览书脊，阅读着无数的书名与作者的名字。这里陈列着古老的"现代图书馆"版[1]的霍桑与梅尔维尔的作品，詹姆斯·乔伊斯《尤利西斯》及苏斯医生

---

[1]　1925年，贝尼特·塞尔夫与唐纳德·克洛普夫从美国出书商贺瑞斯·利沃莱特那里买下了其文学作品重印版号——"现代图书馆"，创建了兰登书屋。

《戴帽子的猫》的正本。我甚至瞥见了我所熟知的薄薄的一本小册子——威廉·斯泰伦的《看得见的黑暗》。这是帮助我解了精神疾病的早期书籍之一。

我在这里都逗留了一会儿，仍然试图吸取此刻的无尽信息。我想起1932年父亲的那次纽约之旅。当时，他的躁郁症首次严重发作，决心与编辑会面，并找到出版商出版自己的作品。我想起了韦斯特伯勒。他在那里开始撰写这本书，希望能够打开一扇通往自己所患具有毁灭性的疾病的窗口。我想起这些年来，他的手稿一直被装在一只破旧的公文包中，被扔在我表弟的车库里，除了少数几个人外，早已被人遗忘。

如今，父亲想要出版一部著作的愿望终于实现了。我并不是那种情感外露的人——母亲将我称作"冰雪公主"不无道理——但是，那天早上站在大厅里的时候，意外与快乐的泪水依旧溢满了我的眼眶。

返回佛蒙特后，我开始完成手稿的最终处理工作。编辑要求我重新阅读父亲的手稿，将我能找到的所有内容都转录成文稿。在此期间，我又有了许多新的发现：最初被我忽略的散落的手稿，我从未仔细阅读的医疗记录，我扫过几眼但却未曾从中充分挖掘信息的信件。接下来的几周里，我坐在客厅的地板上，周围铺满成堆的纸片。

我时常感觉自己仿佛是第一次阅读父亲所写的这些内容。我比以往的任何时候都更能留意到他的狂躁能量所散发的恐怖力量。我开始充分认可在他住院期间院方对他所施加的暴力行为，以及他对周围环境与人员所施加的暴力。细想着父亲因疾病而失去的一切，我面对的是在我生命中的大部分时候均未出现过的各种情绪——家人、事业、家园、职业、心灵，躁郁症从他身上夺走了许多。最终，我让自己想象了一下失去这一切之后的痛苦。

我想起了父亲在实验室里所取得的研究优势，无论在精神病院中的住院时间曾多少次打断他了的工作；我想到了他完成这本书的决心，尽管他常常连续几周被裹在拘束衣或是冰敷包中。我反复阅读他写下的话语。这本书稿的成型过程就像是在拼凑一面破碎的镜子，渐渐地，镜中映出了我自己的影子。

我发现，自己比平常走得更多，盯着天空，晚上睡不着，天亮十分又感到茫然。我意识到，自己正在经历身份的重大转变。我的一生都在寻找、探究、解密。现在，关于父亲的最典型的谜团已经尘埃落定。

我已经知道他究竟是谁，他曾遭受过什么，他留下的遗赠又是什么。一天，我坐在桌子上，停下工作休息片刻，盯着自己刚刚从严寒中搬进屋内的无花果树的深绿色的叶子。这种非凡的对时机的把握突然令我感到吃惊——我刚刚步入75岁，我在暮年时发现了这一些，毕竟还不算太晚。

致谢

许多作者都知道，写作是一个孤独的职业。在独自工作多年之后，一通电话改变了这一切。2012年春，作家阿米蒂·什莱斯问我，从一家小型非营利机构的托管中心退休后，我一直在做什么。我胆怯地回答说，我正在写一本书。随后，阿米蒂就将我介绍给了她的好友，知名机构卡罗尔·曼恩代理公司的卡罗尔·曼恩。卡罗尔同意成为我的代理人。

卡罗尔沉着的指导、见解与鼓励变得至关重要。卡罗明智地为我安排了一个编辑，才华横溢的伊芙·克拉克斯。皇冠出版社聪明、坚定的多梅尼卡·阿里托也加入了我们的行列。12月的时候，她与卡罗尔的得力助理伊莱扎·德里尔进行了沟通，伊莱扎提请她留意我父亲的手稿。不久之后，阿里托与皇冠同意出版这本书。阿米蒂、卡罗尔、伊莱扎、伊芙与多梅尼卡，谢谢你们。

这本书的出版离不开许多人的帮助。霍华德·考分帮助我进行了早期的创作与发现。奥黛丽·布朗为文稿带来了全新的视角。手稿的早期读者包括：苏珊·戴蒙德、玛丽·比尔兹利·费恩、苏珊·哈芬雷弗、卡西·霍纳、简·拉布、希拉·坦泽、莎莉·瑟斯比及罗宾·B.奥斯本博士。奥斯本博士也是我的治疗师，是她建议我在一本精神病学期刊上撰写关于父亲这本著作的概要。期刊的编委、公共卫生学硕士、医学博士杰佛里·盖勒将罗宾的想法转变成了现实。艾略特·瓦伦斯坦博士正是在这本期刊上阅读到了父亲的科研论文并意识到它所具备的历史意义。我深深地感谢你们。

如果没有发现父亲那堆如洋葱皮般脆弱的手稿，上述的一切便不可能发生。1994年4月，我前往得克萨斯州，见到了我父亲最小的弟弟菲利普·贝尔德。是他告诉我，父亲曾经写过这样的一部书。谢谢你，菲利普叔叔。同时，我也要深深地感谢我的表弟兰迪·贝尔德和他的妻子凯伦·麦克林登。这些年来，是他们一直妥善地保管着这些文稿。谢谢你们将它们交给了我。没有他们，就不会有这本书。

如果没有采访过下列人士，父亲的私人生活便无法展现在读者的面前：芭芭拉·巴特利特、马歇尔·巴特利特博士、布拉德福德·坎农博士、弗吉尼亚·芬诺与弗朗西斯·G.肖恩。尤其要感谢芬诺夫人，是她在我转身离开的时候，说了一句"你知道吗，咪咪，他想要月亮。"

我的家人与朋友的无尽支持伴随着我走过了这段漫长的征途：格雷戈里·贝克、帕特里夏·希金森·比格、安妮·伯恩、莎莉·赖德·布雷迪、马哈雷特·戴维斯、马哈雷特·爱德华兹、德博拉·埃利斯、库尔特与菲莉丝·格里什、特雷莎·戈尔丁、帕齐·海贝格、丹与德布·詹岑、萨瓦尔·克什米尔、德博拉·凯尔、汤姆与黛安娜·海耶斯、乔治·卡伯特·李二世、理查德·沙蒂克·李、德博拉·摩根·卢克、贝蒂·马斯特森、阿罗德·麦克劳克林、加尔达·迈耶、巴恩斯·纽贝里、弗兰克·普罗科皮奥、萨拉·里夫斯、凯瑟琳·史密斯、尼娜·罗塞利·德·图尔科、盖伊·特拉弗斯与玛丽·斯图尔特·威尔森。还要感谢伍德斯托克全图文文印公司的奥尔斯特·德莱斯勒与亚历克斯·金，他们在整个项目期间为我们复印、扫描了许多文稿与图片。

我不会忘记凯特·布拉德利的出色工作。凯特慷慨地接受了将父亲的所有手稿输入电脑的任务。时间很紧。在2013年寒冷的冬日，她依靠大量巧克力度过了许多噩梦般的日子，终于逐字辨认出了手稿上的每一个字，我们赶上了截止日期。谢谢你，凯特小姐。

我尤其要提到雷德福·旦泽博士，他不仅认识我的父亲，而且还与我聊起了他；威廉·莫兰博士帮我拿到了我父亲与沃尔特·坎农博士交往的信件。很高兴能为这两位医生工作，谁能想象得到，他们会在梳理父亲人生的线索这一方面发挥出如此重要的作用。

在我的宇宙中闪亮着的一颗星星就是皇冠出版社专家、我的编辑多梅尼卡·阿里托。她以独特的视角与直觉预见到了我父亲的著作重见天日的那一天。她不遗余力地将众多才华横溢的人聚集在了这本书的周围。在整个写作与编辑的过程中，她对于这本书的清晰的见解一直给予了我灵感。谢谢你，我的朋友。

感谢本书的设计师芭芭拉·斯图曼。她以极为优雅、先进的方式将手稿、文字与医疗记录统一了起来。感谢艾琳娜·加瓦尔迪。她设计的书籍封面传递了许多故事内容。同样需要感谢投入的制作编辑艾达·米中、产品经理希瑟·威廉姆森及严苛的文字编辑罗莎莉·威德罗斯（她给予了书中的每一个用词极大的关注，由此可以体现出她对于这本书的欣赏）。

皇冠出版社的宣传与营销队伍无与伦比。感谢安妮斯·罗斯纳与杰·索恩斯在向世界推广这本书的过程中表现出来的关注与智慧。同样要感谢皇冠销售团队出色的工作。当然也要感谢出版商莫莉·斯特恩优秀的领导能力——感谢她给予了我将父亲的著作付梓的机会。

还要感谢了不起的伊芙·克拉克斯顿。她堪称将编辑变成一项艺术的专家。她对我说的第一句话是："你的故事让我惊艳。"伊芙，你已经令我惊艳了。你永不枯竭的智慧、耐心与理解使这几个月的时光如流水般飞逝。每周五下午四点是我们坦诚相待的时刻，那些时光总会令我绽放出笑容。谢谢你，伊芙，感谢你带给我的一切有形与无形的东西。

最后，从我孩子的角度来看，这本书的演变过程是一项重大的任务。在发现阶段，他们接受了我小心翼翼地将他们赶走的决定，体现出了风度与同情。我希望通过了解祖父的成功与不幸，可以帮助他们更好地了解我们的家族历史，同时带给他们一种可以丰富他们生活的视野。我带着最深切的爱，感谢杰克与梅格在这些年来给予我的支持。

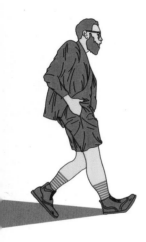

上架建议　心理学

ISBN 978-7-5706-0339-8

9 787570 603398 >

定价: 42.80元

关注有惊喜